医学身体哲学

刘　虹　著

东南大学出版社
SOUTHEAST UNIVERSITY PRESS
·南京·

图书在版编目(CIP)数据

医学身体哲学 / 刘虹著. —南京：东南大学出版社,2023.10

ISBN 978-7-5766-0879-3

Ⅰ. ①医… Ⅱ. ①刘… Ⅲ. ①医学哲学—研究 Ⅳ. ①R-02

中国国家版本馆 CIP 数据核字(2023)第 184121 号

医学身体哲学

Yixue Shenti Zhexue

著　　者：	刘　虹
出版发行：	东南大学出版社
社　　址：	南京四牌楼 2 号　邮编：210096　电话：025 - 83793330
网　　址：	http://www.seupress.com
电子邮件：	press@seupress.com
出 版 人：	白云飞
经　　销：	全国各地新华书店
印　　刷：	南京京新印刷有限公司
开　　本：	700 mm×1000 mm　1/16
印　　张：	12.5
字　　数：	211 千字
版　　次：	2023 年 10 月第 1 版
印　　次：	2023 年 10 月第 1 次印刷
书　　号：	ISBN 978-7-5766-0879-3
定　　价：	48.00 元

本社图书若有印装质量问题,请直接与营销部联系。电话(传真):025 - 83791830

责任编辑:刘庆楚　封面设计:颜庆婷　责任印制:周荣虎

异乡者的蓝色静思与还乡者的黑色玄想
——兼《医学身体哲学》的身体哲学注疏并识序

孙慕义 *

　　沉静之时，我们偶尔会怀疑"我"如何来到这个世界，又由何种要素推动，构成"我活着"这一现实，从而陷入一种"存在"的冲突中。这里有一个关键，人必须遵循一个严格的共相之律并在永恒客体中引入一种派生的"秩序"；而如果在生活过程中，概念感受或生物性行动不被"客观的诱惑"所驱迫，那么，就必须设定一种力量，使得我们生命居所的"相"始终处于这个"秩序"之中，同时能够识别作为一些"矢量"（vectors）的各种感受；因为正是这些"矢量"，我们才可能感受到"我"作为有"居所"的存在物，就"在"那里，由一副被秩序限定的质料组合构成，在过程中，获得一个"与他的住所相匹配的灵魂"②，最终成为一个肉身的实在。

　　以上，应该是我对阿尔弗雷德·诺斯·怀特海（A. N. Whitehead）《过程与实在：宇宙论研究》与奥古斯丁《论秩序：奥古斯丁早期作品选》两书的读后心悟。再联想到托马斯·阿奎纳所言"肉身是灵魂的工具"，就更坚定了我的所信与所指。我实在无意用这艰涩的文字表述我的零度断想或思绪碎片，只是觉解由诸多大师所建造的逻辑世界，确实与我们一再疏离；我本想去拆构他们精神和语言的概念图示，但是，那将毁坏哲学语言丛林的神圣感和与生俱来的庄严。

---

　　* 孙慕义，东南大学教授，中国医学人文学学科开创者之一。曾创制卫生经济伦理学，最先提出灾疫伦理学学科概念，也是中国最早研究身体伦理学的学者。曾任中华医学伦理学会副主任、中国医学哲学学会副理事长等；现任江苏省卫生法学会等学会名誉会长。代表作有《后现代生命伦理学》、《后现代卫生经济伦理学》、《基督教生命伦理学基础》（主译）等。

　　② 奥古斯丁.论秩序：奥古斯丁早期作品选[M].石敏敏，译.北京：中国社会科学出版社，2017：78.

恰好，就在这同一时段，当我思还未来得及回转，有幸拜读了刘虹颇有创见的《医学身体哲学》书稿，似若嗅闻一缕馨香，那是流溢着的、关于灵魂居所——身体——的哲学的书写；这一支喷突跳跃的思想溪流，向我们表白了一个古老话题的深刻命理或有关身体问题、身体现象、身体技术、身体医学的哲学真理；这是一个信息，身体哲学基础研究队伍又增添了一位热诚的思想者。

这本是一个传统、古老的命题；对负载"我思"的身体，既不限于解剖课中的物质主义的躯体，又不是谓指画廊、舞池、告别仪式中经过伪饰、美化的"我你他的皮囊"；而是医生眼中、社会论坛和哲学、神学概念的神圣主体，"它"无论如何，都是神奇的、神秘的、神圣的。

也正因此，有了身体哲学这一严肃的学科分野。

我们所见识的刘虹教授这部新作，正是对这一话题在医学视度下的简约题解和释义。书稿以平实的语言和亲和的文字，朴素与清晰地迻译和转录了有关身体内质的哲学逻辑，用流畅的句式和练达的序列，直白医学生活中应备的身体哲学素养修习要件。这是一部贴近实践、饱含临床场域信息的优秀读本，此乃我这一流贪恋于晦暗语言和惯于高蹈布局的人所不及的。

这部适用于临床医务人员和卫生领域从业人员的读本，从"连恩青案"等开启，旋即由形而上进入，开释灵肉二元论，点出尼采的后现代身体观的突破性，过渡到弗洛伊德力比多身体学说，转入后现代福柯们的劳动身体与医学身体理论，没有多余的赘述，清晰顺畅，一气呵成，直击"医学具身"核心；本书三、四、五章乃是该书稿的中道书魂。末卷，续以形而下的医学身体哲学的实践方法或应用技艺。此纲要可为作者颇为精彩的设计；特别是巧妙地插入"医患身体主体间性理论"这一章，作为伦理性与医学社会交际之身体哲学引领，激活了学习者和在场者的"惠及众生"以及救死扶伤、医乃仁术的道德智慧。我欣赏作者的创造性和证成新径的独到选择。

当然，本书如能进一步在哲学构思上更广博地吸纳和融入密切关涉的知性理论言说，则会更为提升和完善其论断，最后可实现建立一个完美的、精致的医学身体哲学构架或体系。我同时建议，最后是否可将"中国医学哲学七十年"一节，作为单论，在此似乎显得冗累，承蒙考量？

即如是，就这篇序言，我想顺及对身体哲学研究中的身体性、我、自我、形体性、面孔等几个最要紧的关键词，提出我的遐思一二。

特拉克尔的诗如是说：灵魂，大地上的异乡者。

诗人意为，如此寂静寥寞的大地，不是"我"原本的故乡，大地与灵魂不相符合,作为异乡者(ein Fremdes),只是借用和暂时寓于身体之中显现一次而已:"灵魂不属于大地。灵魂在此是一个'异乡者'。身体乃是灵魂的牢笼……而以柏拉图的方式来看,感性领域乃是非真实存在者。"①

身体偶然地做了灵魂的居所,所以,灵魂因为迟早离场,它只有沉默、陪伴身体行在途中,漫游之际,始终遵循自己的"本质形态",如何能安宁呢?身体伴随着有思想的"我",拖着沉重的脚步在神圣的蓝光中,它的步伐将被召唤到何处?它终有一日疲惫并衰老,沿着蓝色的河流,滑落下去;身形枯槁,"灵魂要结束它在尘世的漫游,要离弃大地了"②。

"独在异乡为异客",是指灵魂移居而飘荡不定,身体只是灵魂的异乡,不过"我"暂居于此而已,身体是一个小小的石头驿站,是个"尚未"的空无之前;迟早如空空地来时那样,再空空地去便罢。那些建筑小寓的石料来自痛苦的群山,但每一块岩石,都含有镇静的力量,因为必须明确死亡前的悬临状态。诗人的"故乡何独在长安",是说服"我"的暂居状态以及迁移的命运和必死的单向性原则,"我"不独在"长安"。"我"终有那一日,告别此一回的异乡、此在的"身体",主体将随灵魂而去"他处、他乡",作为"他者"继续漂泊。身体其实不是悄然地没于这个世界,而是脱落而沉沦,它不再是心灵信任与可依恋的那个寓所,而是曾经的陌生的"异乡";它匆匆走过,不留任何遗憾与惋惜。

"我"本真地作为一处"异乡"提供给那个"匿名者",不计较它的任性和矫情,只是崇敬那蓝色的光,默默地在这神圣的光辉照耀下从"幽暗的路径走向大门"。身体沉浸于"肉身的世界",是凭借身体性的存在,身体表达或呈现人的生命性,具有一种隐藏性,或者是种隐匿化,使"它"能够看见东西的那种东西,它和存在关联,它能够变化、运动、代谢、生长、看与被看、感知与被感知、自触和被触,在非原呈现(unpräsentierbar)之中,向外开放。

身体交流,身体感觉,并且协调地使"我"与"他者"由身体代言,相互"入身"(Einleibung);身体可能被胁迫、逐入狭窄(die Engung),身体性表明了空间性、时间性、物理主义、质料组织、生理与心理机能、思想、意识、思维以及精神超越性或灵性的总和。

身体的解放,在某种意义上是人的解放,而这一解放的争斗,是发生在灵魂与现实之间的。人的解放意识,源于人的灵魂、精神、意志和身体的统一,在

---

① 海德格尔. 在通向语言的途中[M]. 孙周兴,译. 北京:商务印书馆,2004:32.
② 海德格尔. 在通向语言的途中[M]. 孙周兴,译. 北京:商务印书馆,2004:35.

此,在概念上去除含混性是一个前提,即使每个人都具有自主权利(或权力)意识,获得与灵魂和精神的和解,恢复或重新成为"在自我中实存着的自己与自己联系的简单的主体性",实现灵魂与精神的自在的形体化。灵魂从主观感觉到达真正的客观意识,最后在自我抽象的自由中出现并完成这个过程:第一级,灵魂在朦胧中,预感和设想具体的自然生活,灵魂处于与其客观性直接的、不加修饰并无差异的统一态;第二级,灵魂与自我本己发生分裂或疏离,在可控与不可控之间,开始通向"现实性的个别的特殊性中";第三级,灵魂真实地化为心灵,通过精神、思想对思维进行传达与托付,它们会意并接受这一指令,作为自然的意志的转移;第四级,灵魂控制其自然个体性,控制其形体性,把形体性降级为"一种服从于它的手段",并剔除实体性中所有不属于形体性的内容,则"灵魂就在自我的抽象的自由中出现并因而成为意识"①。

灵魂的概念对黑格尔而言,是简单的,是赤裸裸的透明。因为他所创造的"形体性"就指明了是灵魂本身的一种特质,而不是外在于"我"的一个翻版,不是又生出一个灵魂之外的物质性的"另一个'实体'";这是否可以说,身体与灵魂在此的"合体性",即是如果身体离开灵魂,身体就已经不是自然意义上的"身体",而是失真的、不透明的存在,是僵尸化的、变"性"了的身体,即"形体性的实在的相互外在性对于感觉的灵魂而言也没有真理"②。身体通常世俗地显明是"那个人",是说那副身躯或躯体或肉身的实在,是指那个"有意识的、自由的、具身的存在者"③。

我们完全可以回转到"我即我脑"这一命题中,考量灵魂与身体之间的关系,或者依然相信19世纪诞生的电生理实验给出的心理学"身体"观念,即可说是神经元、反射弧、脊髓、大脑承载着灵魂的认知。心理是通过某种特殊的物质完成身体的活动的;自然是有智力的,思想的法则必遵循事物的法则,新的科学心理学理论是唯灵论的④,而并非否认灵魂力量的存在;詹姆斯·马

---

① 赫尔曼·施密茨. 身体与情感[M]. 庞学铨,冯芳,译. 杭州:浙江大学出版社,2012:122.

② 赫尔曼·施密茨. 身体与情感[M]. 庞学铨,冯芳,译. 杭州:浙江大学出版社,2012:124.

③ 李恒威. 意识:形而上学、第一人称方法和当代理论[M]. 杭州:浙江大学出版社,2019:39.

④ 李恒威. 意识:形而上学、第一人称方法和当代理论[M]. 杭州:浙江大学出版社,2019:39.

克·鲍德温(James Mark Baldwin)等人就提出"灵魂是自然的";并认为,身体在高级神经生理的物质主义区域上通为心理的、精神的、心灵的"具有自我意识的我"等等。

在海德格尔那里,身体性就是一种"被抛状态"(Geworfenheit)——而引出观念认识论方面的一种复归;即:身体在世是一种偶然,身体对这个世界的开放性是生理学意义或物理价值的中介。有时,身体需要隐退,隐身化也是一种"我"的现身(显身露神),而"它"又必须替代"你"进行"心声"的沟通相交;身体的敏感性被遮蔽,发生挫折;精神出场,走出后台,一个"真我"的显现,暂时宣告身体隐没于这个世界、这个时间;但要完整地、大全地获得这个体验与机遇,需要躯体与精神共同协作来实现。身体的空间形式与任何事物相似,始终处于"流变"中,身体始终不能稳定下来,而由于物理能对心理能的冲击,思想与情绪也反向地影响人的生理机能;这是荣格的推论。心理值(psychic value)的动力学指数能够被某种观念和情感投入,对身体的行为产生影响;结果,某一自我意识的主体,则在生活或生存的流变中或心理流中,表现出强烈的对于身体的依赖,这种依赖关系,超越了物质自然的类比性;从"物外无心"开始移动到"物外有心",就产生了"身体与灵魂的结合",因而,胡塞尔就获得了"灵魂处在'超自然'的实在和'自然'的实在两者的交叉口"的结论。如此,身体—心理—灵魂的三位一体的宗教式人格主义格局,就可以确立。这比胡塞尔的"准自然"和"准因果关系"更为直接与明了。肉体与心理的关联的统一体的身体观,则由此移动到"身体作为肉体和灵魂的具体统一体,即人的主体"的结论;即:

> "纯粹的'自我'在世界中实现其肉体和心理,物质自然被一种使其内在化并使其倾向内在的有意义的层面增高,这种观点就在这个汇聚点被构成。"①

心理因肉身环境的改变为灵魂注入"性质"本能的情感变化,化为一种特有心理,使物质—生理—心理或物理—生理—心理—精神信念—情感品味—意志决断的连接模式显现,进而反证了"灵魂依赖本我"的真理②。

---

① 保罗·利科. 论现象学流派[M]. 蒋海燕,译. 南京:南京大学出版社,2010:96.
② 保罗·利科. 论现象学流派[M]. 蒋海燕,译. 南京:南京大学出版社,2010:97.

身体只有具有了意识的活动，实行辩证的运动，或者潜意识产生出真实的对象，意识成为一种"自在"，即"意识的存在"状态，身体的"异乡者"身份才具有了合法性。此在的在场或存在，即显现者本身的存在，或者可称为"经验"，经验是"主体的主体性"，是具有自我意识的存在①。身体获得了经验的能力，则具有了鲜明的思想性，这是越加适应于存在的活动和与之相关联的行为，身体成为"我思我在"的主体，这是灵魂栖居寓所作为异乡者的条件。存在于异乡的事实，把思想带入"温柔的弹奏中"。

这也许就是灵魂作为异乡者最终告别没落的身体居所的缘由，先行漫游的异乡者的本质被选召离开，乡关何处？它本来就是暂时栖居于此，其本质就是漂泊，就是漫游，但它进入"自行沦丧却不意味着被废除"，它永不被摧毁，永不沉沦，只是滑离，完成他乡的"蓝色灵魂的阴暗漫游"②。身体"属我"是个自由、自然、自在、自为的大观念，是人类的一场"大思"。主观性是事态、事件，特别是人的生命问题中的确定前提；对此概念的确立是对身体真理的基本框定。海德格尔在早期作品中精致地使用了"Jemeinigkeit"（向来我属性）标识主观性现象，精神病理学者施耐德则用"Meinhaftigheit"（属我性）来表述"自我"与身体的关系，尽管对这个词的理解一直存在歧义，但因为费希特的"自我"论证，发展到弗洛伊德的元心理学进一步对"自我"的理论予以填充，则在"可直接体验的自我性质和自我状态"的认识中，就接受了这种心理体验，即："我思"的身体"包含着主体或自我"③。

肉身作为人的"我思结构"的载体，构成身体的"自我"，使人具有了"人"的意义；自我—我思—我思对象的观念，由笛卡尔做了最完满的表达，并成为胡塞尔身体思想的基本框架④。但同时，胡塞尔对笛卡尔主体性建立在先验的"我思"之上，发声质疑，认为这种未完成的建立，把身体—自我，丢弃在"世界的实在灵魂实体"之外。也即说明了，"顺从自己天性的'素朴人（simple people）'"必须成为一个"科学的人"，以具有"散朴性"的"散朴人"（plain people，loose people）自为身体，冲破"肉身"的被感官欺骗状态，逃离质朴或自然，以科学的机体形式，在人的思维的身体的引导下，存在于现实的世界。

---

① 马丁·海德格尔.林中路[M].孙周兴,译.上海:上海译文出版社,2004:194-195.

② 马丁·海德格尔.林中路[M].孙周兴,译.上海:上海译文出版社,2004:46-47.

③ 赫尔曼·施密茨.身体与情感[M].庞学铨,冯芳,译.杭州:浙江大学出版社,2012:20-21.

④ 胡塞尔.纯粹现象学通论[M].李幼蒸,译.北京:商务印书馆,1995:561-562.

舍勒还原了人的现象,对于人进行了"位格"的定义,似乎继承了拉丁教父德尔图良的思想衣钵,只是把"人"反转为心灵—精神—肉体"三位"(tres personae),尽管他否认这一心理—物理的实在,认为不依赖于肉身可以独自决定精神和心灵状态,他还是皈依于"上帝"赋予人的本质,从而钦证"身体"的存在者地位①。接着,舍勒指明:"位格绝非一个事物对象",它不能被看作"一件从属于经验秩序的东西";"个人是孤立的单个存在,位格则同时是一个社会的统一体"。这就表示了身体的价值,要从人的行动中说明。那么,是否可以说,身体如果获得德尔图良式的位格(舍勒可能同意这样的设定),它就成为各种不同本质行动的一个具体的、自具本质的存在统一;因此,身体的存在起着所有本质不同行动的作用②。一个单子的人,一经出现于这个世界,就在人的所有位置、状态和感官体验的交替中保持不变的对象。由身体作为人,在空间和时间维度中,则成为他首先认识的对象,他的身体的"位格"通过一系列行为和变化,把世界与思想的"我"和其精神以及心灵具象化了。

康德认为,"身体是我的,因为它是我的自我的一部分,并且是被我的决断所推动的"。而这一决断的主体就是完全属于"我",灵魂、精神都以"我"的身体作为主体的"我","我的身体也是意志的无可置疑的第一影响域。身体是我的,因为它被我的决断所渗透并且在外在行为中直接遵循着我的决断规定"③。这种决断源自灵魂,通过精神的形体化,实现一种自由或自然的行为,证实身体是"我"的,身体具有一种自然的能力或属性,灵魂与身体的结合为一,就完成了"我完全处在我的身体中"的真理,身体是而且属于"我"意志的自然领域④。那么,一个细胞,也可说是一个"细胞的自我",一个最小的身体的"自我"。达马西奥则把"具有神经映射能力的多细胞生物体表达的自我称为'原自我'",并且给予一个不够精确的定义:"原自我是一组相互关联且暂时一致的神经模式,他们在脑的多种水平上,时刻不停地表征着机体的状态。我们对这种原自我是无意识的。"⑤有人认为这是被设定的,是由特殊类型

---

① 马克斯·舍勒. 人在宇宙中的地位[M]. 李伯杰,译. 贵阳:贵州人民出版社,2000:7.

② 同上。此语摘录于舍勒:*Der Formalismus in der Etik und die materriale Wertethik*(《伦理学中的形式主义和实质的价值伦理学》),《舍勒全集》,卷二,Bern,1966,p. 382.

③ 莱因哈特·布兰特. 康德:还剩下什么[M]. 张柯,译. 北京:商务印书馆,2019:312-313.

④ 莱因哈特·布兰特. 康德:还剩下什么[M]. 张柯,译. 北京:商务印书馆,2019:313.

⑤ Antonio Damasio. The Feeling of what happens:Body and emotion in the making of conciousness[M]. London:William Heinemann,1999:174.

的心智意象构成,"它就是最终成为令人难以琢磨的自我感的那些东西的生物学先兆"①。显然,这是一个大胆的推论。

"我"是一种自在、自然和自由;"我"在变化与主体活动中,承担第一位格的首脑和发起者,"我"通过心灵对"自我"发布命令,这是由脑通过对各种外部感觉源进行映射和整合,并对内部状态进行适应性调整、齐一化、形体化,以造就精致的"自我"形式,使肉身的"我",适配于肉身的世界。这一系列可控或不可控的程序,是因于"自我"作为真正的"我"的需要的主宰,其意义在于使"我"保持生命性的稳定,保持对"自我"的确认,保持意识对身体的"自我感"的稳定性。这种对于"自我"的原始感受(primordial feeling)决定了身体的个体性与主观性,是不可或缺的。

身体的我,是一个真我的自我,身体作为有意识的"真我"必然在面对社会生活情境或事件中,"没于"或"在"世界中进行活动,身体始终在场,由自我发起自然地意识到自我的功能与权力,作为"主我"做出规定,并随之由"客我"进入具体行动;此刻,"主我"处于经验、记忆意向之中,被给定身份和态度的"客我",不可能理解与分辨行动的意义,"客我"只要是原来的前"主我",就不是经验所直接给予的;这一切概全出自一个"真我",即"吾",而非"我",前者为"大我",后者为"小我—假我"。"真我"与"大我",是大全之"我",是万物毕罗、天地并与的"我"。

"主我"与"客我"的概念,由乔治·赫伯特·米德②(George H. Mead)提出,并成为"自我理论的基础"。米德认为,身体作为肉身的有机体,因其敏感性把"我"的某部分引入环境,但它并没有把生活过程引入这个世界;身体激发的心灵的想象力并不能显现"有机体"的生活,它可以表现生活所处的条件,但不能表现整个过程,作为身体物质的有机体在环境中只是一个"物"。而"主我"则是身体的有机体对他者态度的反应,"客我"则是其身体有机体自我采取的一组他者的态度。"他人的态度构成了有组织的'客我',然后有机体作为一个'主我'对之作出反应。"③

---

① 李恒威.意识:形而上学、第一人称方法和当代理论[M].杭州:浙江大学出版社,2019:195.

② 乔治·赫伯特·米德(George Herbert Mead,1863—1931),美国社会学家、社会心理学家及哲学家,符号互动论的奠基人。

③ 乔治·赫伯特·米德.心灵、自我与社会[M].赵月瑟,译.上海:上海译文出版社,1992:155.

东晋僧肇大师主倡"即真即有无齐观,齐观即彼己莫二。所以有天地与我同根,万物与我一体"①。这里的与天地同根之原我,分化为灵魂、精神、意识、有机体,皆与万物齐一,最后从一,为"空";此前可交混在似是而非中,而在情境中,自我面向未来,主我做出反应,进入经验,客我在具象过程中被召唤,履行责任,持有他者的态度。原我、本我、真我,应是大全、真全或普全的大我,其与天地日月同戚,与万物共命运;这就应了生活现象的认知:

> "在这个自然的被本真把握的躯体(körpern)中,我就唯一突出地发现了我的身体(leib),也就是说,作为唯一的身体,它并不是单纯的躯体,而恰好是一个身体,是在我抽象层次之内的唯一的客体……从而我能够直接而又间接地通过身体来采取行动了。"②

可以说,"我"有无穷的深意与解释,其意万变,不可一意孤行。"我思故我在",是"思之我"、精神的我、思维的我;"我欲故我在",是唯意志论的我。而吠陀仙人哲学中的"原人"已经超拔于肉体之"我",作为精神与物质世界的本原,后以《奥义书》的"梵"更易"原人"。"梵"成为宇宙本原,既是绝对又是相对,既具主观性又具客观性,其主观性即是"我","梵"为客观世界的基础,"我"则为主观世界本原,而从哲学意义上来释义,"梵"即"我","我"即"梵","梵""我"一体,圆融互涉;而"入我"其实是一种对身体的召唤,如果以"我"自己单个的意识作为主体,那将把实际上存在的他者——自己之外的主体排斥在外,那么,着眼于"我"的身体的不是他者眼中的存在,如何能够使自我融入世界的生活?"入我"不是对"我"的他者身体的悬置和先验丢弃,而是使自我主体构成另外一个主体的他者存在,他者身体给予"我"的"原我"的补偿或填充才使世界丰富起来,才会让自我生动起来,使"即是梵的此我身体"成为合法的意义主体。因此,先验现象学意义的"我"的身体,表面上看起来似若唯我主义的,实际上,他们已经考略到"迈出自我现象学到先验的——社会学的现象学"这一关键一步③。印

---

① 徐小跃. 禅与老庄[M]. 杭州:浙江人民出版社,1992:127. 注:僧肇大师是东晋时代著名的佛教学者,京兆(今陕西西安市)人。

② 埃德蒙德·胡塞尔. 生活世界现象学[M]. 倪梁康,张廷国,译. 上海:上海译文出版社,2005:162.

③ 丹·扎哈维. 胡塞尔现象学[M]. 李忠伟,译. 上海:上海译文出版社,2007:116-118.

度教认为,"我"是生命轮回中的主体与核心,人的身体因"我"而生,人的活动也由"我"完成和实现,所以"我"是恒常存在的,现世人生或身体所遭遇的苦难和艰辛,是因为前世的罪孽或作恶行为所致,今生行为的善恶,同样也会连带前世的业缘,影响到下一个轮回。

大多修行者,蔑视身体的存在,认为"我"不是身体,发生在身体上的一切,并不会影响"我",因为"吾即梵","我与梵不可分离"①。持有身体的人,只有相信"个体自我、原质、宇宙自我三者,与梵乃是一体",他才能获得解脱②。正如面前的浪涛滚滚的恒河,九曲十弯,吸纳无数溪流之水,汇集在一起,最终流入大海,其本身就失去了身份,就不再是那河那江。你失去了自我,那自我并非肉身的"我",亦不是"私我(ego)",我与你、与他已经无别,"我"拥有了一体性,涵摄了整个宇宙。"梵"投射宇宙,赐予每个身体身份,使一个个"我"与其合一。

凡物皆变,凡事皆流;人随着时间在变化,生命在宇宙中瞬息而易,身体终不可留。奥修借佛陀的话说:"你不是一个自我,不是一个阿特曼(atman),你是一个阿纳塔(anatta),一个无我。你身上没有永久的东西,没有实体性的东西——你是一个流动,你是一条河流。"③佛陀坚持无我主义,是因为如果你接受身体并不存在,身体是"无"或"空",你就克服了对死亡的畏惧,你就完全挣脱了束缚;人只有在"无我"或"无自我"的思想深渊中,直觉才能发生,真理才能够显露出来,只有把身体虚无化,你那个"我"则可以化作一面镜子,存在就映射在你身体上,虚假则被剔除,"我"变得一片透明。也就是你那个"我"步入了圆满、融入了宇宙、化生于梵境;"存在按它的样子的那个反映就是真理"④。

在此,还可以通过勒维纳斯的"面孔"(visage)理论,提醒我们不要把你看到的那个"身体"作为你的经验对象,它不能通过视觉把握,你看到的那具"身体"并不包含"因自我与无限者之遭遇的矛盾本性",面孔能够作为话语的源泉,不受现象学的"意义赋予"(sinngebung)的影响,面孔的表现或许就是"话语";词语是交流,是"质询"(interpellation),是"我"与他者的对应的话语,它所

---

① 斯瓦米·洛克斯瓦南达.印度生死书:四部奥义书义疏[M].闻中,译.杭州:浙江大学出版社,2013:109.

② 斯瓦米·洛克斯瓦南达.印度生死书:四部奥义书义疏[M].闻中,译.杭州:浙江大学出版社,2013:113.

③ 奥修.隐藏的和谐:关于赫拉克利特断篇的演讲[M].何文珊,顾瑞荣,译.上海:上海三联书店,1996:266.

④ 奥修.隐藏的和谐:关于赫拉克利特断篇的演讲[M].何文珊,顾瑞荣,译.上海:上海三联书店,1996:266.

包含的真理不是重现（dévoilement），它是一种启示，"是已知或可知事物中一个未被预见也不可预见的裂口"①。它可能是渺远的逝去的古老的记忆，更可以导出不可知的新的、不可预期的意义，那也许是一种创造，而这个奇迹的出现，是由于隐藏在身体背后的"visage"的存在。

面孔是他者的脸的肉身化（incarnation），是对于陌生人继续保持个人尊严与良知的寄托；这个来自希伯来语的概念，乃是杀戮者在执行杀戮行为前对自己的心理暗示和匿名，是把自己的身体故意隐藏起来，而暴露的脸是一个陌生的不可辨认、不可记忆的面孔。此处，身体由面孔作为他者的替身把"我"的在情绪之中的思考的本己淹没了，在历史和世界中成为隐身人，不在视觉的范畴内，逃避了光明。

人的身体由"面孔"出面和代言，向他者与世界展现，面孔常常表露个性，作为身体的"生命之柱"，面孔中，有生命的"目光"投射到"有意识的身体"关注的物体或事物上。肉体的世界是由人的身体的世界构造，而身体由"面孔"作为一个核心赋码来会意或领悟"赞同""我"，还是"反对""我"，在同一总体内部，成为"面对面"（face à face）的关系，这个原初的、无法还原的关系的建立，是肉体世界的基础。这里的"面孔"绝非就是指涉身体的这一富有表情的、集中情感的、间接透视心理活动的躯体中心位域，它是一种特殊的话语，是一种被赋予了意义的符号。勒维纳斯的"面孔"代表了身体的全部；而有时，这张"面孔"渐变成为"面貌"，即带有了表情和神韵，有着特殊的尊严和光辉，或以心灵的天窗显现。显然，面貌是经过修饰的，不是原初的那张脸，而为了交往，这张改变过的新面孔，就成了最初始的语言。语言符号使面貌对他者的"看"有了反应，真正的面孔是不能够被认识的，它具有他异性，它不能被占有和包容，只有超越它，才会有意义；也就是说能够实现"面对面"交流的，只能作为"面貌"。面貌是一种需要，面貌是脆弱的，是开放的，它不断地表达祈求；但它又是一种权威，是一种义务和道德价值，时刻像似传达命令。但它不是法律，没有力量；它是柔弱的，没有杀戮性。脆弱性和权威性，勒维纳斯认为是"面孔"的悖论，造成了"我"与他者的不对称性，实际上可以理解为"面孔"和"面貌"的交替出场和隐退；而不能够使"我"高于他者的存在，这种不对称性，说明了"他者"或"你"比"我"更重要。语言和思想一经出场，"面孔"就退位给"面

①　奥修. 隐藏的和谐：关于赫拉克利特断篇的演讲［M］. 何文珊，顾瑞荣，译. 上海：上海三联书店，1996：51.

貌";回答、回应、对他者的话语给以呼唤的回复,当然是一种责任。他者的面貌传递给"我"一个无限者的信息或暗示,借用笛卡尔的无限者概念,勒氏使自我的"面孔"被顿时超越,使"他者""异乡者"或"邻人"具有不可取消的他异性,即无限的优越地位①;因为,他者的"面孔"或"面貌"是激起我们内在良心的发起者,面孔或面貌是正义的同义词,是价值和人格的负载者②。

最后,我想必须提及奥地利莱布尼茨式的天才数学家、哲学家、思想家哥德尔(Kurt Gödel)的一段趣事。1972年6月,在一次纪念冯·诺依曼的会议上,哥德尔提出了"人脑是一台与精神相联接的计算机"的问题,并提出"人心和数学直觉"的纠缠,这既不是人类集体经验也不是集体无意识的暗示,而是指一种无生命期限的个体心灵,由此,他把身体的心理神经平行论用"物外无心"去否证。

关于这个神秘的精神现象或者人(身体)的心灵的奥秘,可以列举如下几个问题:第一,心灵与大脑的物质对应性活动是平行的,哥德尔用"物外无心"对此进行了简化。第二,哥德尔的反驳:这是一种偏见,理由是没有足够多的神经细胞去承担心灵的可观察的运作③;这与维特根斯坦《字条集》(Zettel)中的怀疑相似;物质和心灵是两种不同的东西,科学不能解释全部心灵活动源自大脑的作用。第三,心与脑不同,精神与神经物质是分离的个体,生命力是宇宙的一种初始的元素,物理规律与进化规则都不能解释人脑和心灵联系的复杂性。第四,心灵比人脑复杂而神秘,身体具有心灵和精神现象,物外有心,身体通过人脑与心灵相连,人脑仅仅是一个物理客体。第五,心灵比人脑复杂,它是独立的,它的潜力无穷,大脑给予它的能力仅仅是部分;从有穷多到无穷多的心灵能力,人工智能永远不可模拟。第六,心灵可以存在顿悟④,如同在瑜伽、习禅状态下,因此,有关心灵、精神活灵魂的理论,应该是理性主义、唯心主义、单子论的⑤和神学

----

① 冯俊.当代法国伦理思想[M].上海:同济大学出版社,2007:150-155.

② 冯俊.当代法国伦理思想[M].上海:同济大学出版社,2007:155.

③ 王浩.逻辑之旅:从哥德尔到哲学[M].邢滔滔,郝兆宽,汪蔚,译.杭州:浙江大学出版社,2009:244-246.

④ 可理解为一种心灵状态,如同宗教皈依那样的东西,顿时茅塞顿开,用迥然不同的眼光看事物或世界。

⑤ 莱布尼茨认为,单子是精神性的,它们在主动方面有意识、经验和驱力,在被动方面包含表象(vorstellungen)。物质也是由这样的单子组成的。我们的任务是发现单子——包括人、电子等等——的相互作用的普遍规律。一旦找到了真的物理理论,物质就会被精神化。单子只是往空间里活动,而不是在空间里,它们有内在的生命和意识。(摘自王浩.逻辑之旅:从哥德尔到哲学[M].邢滔滔,郝兆宽,汪蔚,译.杭州:浙江大学出版社,2009:381.)

的汇合。

总之,身体不是物质主义和物理主义意义上的生物体,身体具有含混性、不确定性和复杂性,身体是不完备地具有自我意识的存在,身体永远是值得我们敬畏的,是神圣的。

以上畅言,即我初读刘虹书稿之后的些许断想;在兹,借"序"抒憶,见机畅言,恕之。

作者求"序"于我,受人一念,璧山而怀之。

文末,我想说的是:当下,"身体"风潮,已经逸出了医学、战争、竞技场与画室、殡仪与碑林(的话题),不知何日,已被卷入汩汩商流。汉语身体文化氛围下,似乎迎来了一场"身体"的狂欢,不再限于媒体、舞台、广场与画廊,在饕餮的餐桌上竟也可见"身体盛宴",肉体与石头的文化潮汐,浪迭滔天;如何滤过不和谐的噪音,复归一个整全的清净与安宁,这是我们学界的沉重的使命。一位异乡人的沉思,应该是蓝色的,因为那是生命内在的本色,蓝天和大海,给了我们身体的悸动。黑色尽管看似忧郁、悲悯,但作为大地的元素,哺育了我们的心灵;唯有它,衬托了光明,而光明指引着我们;黑色的玄想格外庄严,异样地厚重。蓝与黑,汇聚在一起,化合成闪电的火红,那被思想引爆的火焰,将熊熊燃烧,不再熄灭。

而作为医学哲学学人的刘虹,勇于用他的写作,对此提出无声的挑战,实令我感佩不已。多年来,他安于寂寞,置位于他所钟爱的医学人文生活,选择了一个稳定的立足于实在、实践的定位,用医学界朋友们易于接受的方式,编写和撰述了许多医学哲学文章、专著,逶移和释解了晦涩的哲学逻辑,为医务人员宣讲深奥的人文学理,成为国内医学人文学界富有影响力的学者之一,深受同行与广大读者的喜爱。他又是与我相处近30年的学术同仁,与我可称志同道合,更是我的竹下知音,虽然我较之年长很多,但经常被他的热情所感染。我们都有习医的背景,又都一直苦守着生命哲学这一高冷的小众学科,特别是愿为克服或摆脱哲学与医学之狭路边缘间崎岖幽谷的窘境,而不断努力拼搏、挣扎着,竞相追求灵性的解放,自由释法,默想资道,乐天知命。他给我以谦逊低调、少有张扬、努力、勤奋、刻苦以及不断精进等印象;他从不苟且于现实,善于在平凡中发掘新的路径,能在低洼处冲出,能迎着疾风而远行,阳光、睿智、坦诚,敢于担当;他永远满怀理想与希望,偶尔爆发出的激情和思想火花,常常使我难抑振奋。如今,他亦届率性而动之年,但他依然如故,在石崖峭壁上攀拔而不殆,确使我萌发自心底的激赏。

本书是国内第一部具有易读性、学理性的身体哲学的优秀读物,适合于教学与自学;它可以提升临床实践人员的人学境界以及加持医学职业人对生命世界的深刻认知。在向广大读者、医学人文爱好者特别是医药卫生界的朋友们和哲学同道推荐此书的同时,期待刘虹有新的作品奉献给我们的时代!

马一浮《尔雅台答问补编》言:"舍俗游玄,绝求胜之心,则必有合矣"。又言:"忧来无方,老至不知。空诸所有,乃见天机。""我和我们"的身体既在场内又在场外,既在台上又在台下;思乡还乡又身在异乡,居所难定;人生之遭遇,大多当属测不准、不确定、不尽完备之事;故了凡于世之前,必应尽其精力,从剧场走向大路,从狭窄走向宽广;为惠及众生,倾身体之劳作,造福于人。

孙慕义　识于南京贰浸斋

2023 年 4 月 15 日夜

写在前面的话

一

《医学身体哲学》是我从事医学哲学研究近30年来的一份习作。

1995年，经过多年的研习，我第一次为临床医学专业的学生开设了"医学辩证法"课程。同年，我的第一篇医学哲学论文《论典型症状的相对性》在《医学与哲学》杂志发表，通往神圣的精神世界的大门在我面前开启。从研习医学辩证法开始，在走向医学哲学和医学身体哲学研究的近30年中，中国医学人文学术团队的师友们给我的帮助和支持是我一心治学的精神支柱，使我受益终身。我有幸得到了三位导师的悉心指点，是三位导师引领我一步一步在医学哲学研究中不断前行。

南京医科大学张慰丰教授对我关爱有加。2000年3月，我的第一本习作《医学辩证法概论》由南京出版社出版。张慰丰教授为提携后生为之作序。我是峨嵋岭张老师家的常客，张老师家的客厅是我受教的讲堂。张老师孜孜不倦地指点我，手牵手地带我进入医学史浩瀚的学术天地，亲自为我遴选"希波克拉底医学哲学思想研究""《黄帝内经》医学哲学思想研究""阿维森纳《医典》研究""诺贝尔医学奖研究"等研究选题。他知道我在这方面积累很少，便将自己的许多藏书如《希波克拉底文集》《医典》送给我。2003年的一天，张老师打电话给我，说《希波克拉底文集》找到了（张老师藏书量很大，在众多的书柜中找书不容易），他要马上送给我。张老师骑着自行车为我送书的情景，已成为定格永远镌刻在我的心里。

2000年，在北京举行的医学人文吴孟超杯颁奖典礼上，我拜见了东南大学孙慕义教授。从此，我在孙老师的引领下，在医学哲学的探索之路上步步前行。2002年元旦，我向孙老师拜年，向孙老师诉说自己在医学哲学研究上的困惑。孙老师循循善诱，指点我要在基础理论研究、理论体系创新上下功夫，并将"医学人文社会科学系列丛书"之一的《医学哲学》主编的工作交付与我。在之后的 3 年多里,孙慕义教授一次次地指导、一遍遍地改稿。2004 年《医学哲学》由东南大学出版社出版,成为我医学哲学研究经历中重要的转折点。孙老师的学术思想和他独具魅力的语言一直令我景仰不已。在孙老师 20 多年的熏陶下,我开始反思自己学术研究的偏狭处。2011 年的一天,孙老师对我说:刘虹,你要研究身体哲学!我告诉孙老师,我看过一些身体哲学方面的书,但不是很明白,如福柯的《临床医学的诞生》就不太读得懂。孙老师说,越是不懂,越要研究!在孙老师的指引下,我开始闭门苦读身体哲学,斯宾诺莎、尼采、福柯、胡塞尔、萨特、海德格尔、梅洛-庞蒂……拜读这些大师艰涩文字的过程,是我去除浮躁、追求真知的过程;学习身体哲学的过程,是我理解自己的身体和他人的身体的灵魂洗礼。当我写完这本《医学身体哲学》的时候,耳边又响起孙老师的教导:刘虹,你要研究身体哲学!孙慕义教授带着我于浩浩学海之中"推开最窄的门,走向最宽的路",因为,理解身体,是接近真理的第一步。

在 1997 年大连举行的《医学与哲学》编辑部召开的学术座谈会上,我终于见到了仰慕已久的杜治政教授。杜治政教授领衔创办的《医学与哲学》杂志聚焦于医学理论与实践的哲学蕴含,追求真理、抨击谬误、迎风而立,高举医学人文的旗帜,引领三代学人。近 30 年来,我一直得到杜老师的指点、提携和鞭策,在《医学与哲学》上发表的几十篇文章,每一篇都有杜老师倾注的心血。2004 年,我受医学哲学专业委员会委托起草《医学哲学研究纲要》,杜老师与我反复讨论,六易其稿。拙作《人文医学新论》出版了,杜老师欣然赐序,字里行间充满了对我的殷切期望和鼓励。2016 年我开始发表医学身体哲学的文章,其间一直受到杜老师的重视和鼓励。杜治政教授审阅了《医学身体哲学》初稿后,在复信中评价道:此书是一本学术水平较高的著作,书中关于具身感受、具身情绪、具身认知、具身技术和医患身体主体间性等章节的分析是很到位的,有独创性,文字也甚简洁,真是文如其人。这部专著是我国医学哲学研究中的鲜艳的花朵,为医学人文学者和医生提供了一本很好的读物。杜治政教授对初稿中存在的问题提出了不少宝贵意见。例如,对本书中关于医学哲学发展过程事件的介绍有出入的地方,一一给予指正。本书最后一章"医学身体哲学的临床实践"就是根据杜治政教授的意见增写的。

从某种意义上说,世间一切,都是遇见。冷遇见暖,就有了雨;冬遇见春,有了岁月;天遇见地,有了永恒;人遇见人,有了意义;学子遇见良师,便有了前程。人生得一良师何其有幸。我竟得遇三位良师,甚幸甚幸!《医学身体哲学》就是我向老师上交的作业。

二

《医学身体哲学》是国内第一部系统研究医学身体哲学的理论与实践的专著。"医学身体哲学"的概念和理论建构是我近 30 年来研究医学哲学，尤其是 10 多年来思考和研习"医学哲学向医学身体哲学转向""患者具身感受""患者具身情绪""患者具身认知"等问题的过程中逐步明晰起来的。

医学身体哲学是以患者身体的一般性问题为研究对象的理论体系和患者具身关怀的行动纲领。医学身体哲学理论研究的问题域初步界定为患者具身感受、具身情绪、具身认知、具身伦理、患者行为、医学具身政治、医学具身技术、医患身体主体间性等；医学身体哲学实践研究的落脚点置于患者具身关怀，探讨关怀患者具身感受、具身情绪、具身认知的实践策略，分析为患者提供医学具身技术关怀和医学具身服务关怀的路径，最终在医学具身终极关怀的语境中实现医学身体哲学理论研究和实践研究的统一。

医学哲学向医学身体哲学转向具有内在的必然性。身体是医学的关键词，医学是关爱身体之学。关爱身体是医学的终极目的和价值；身体是医学存在和发展的前提，是一切与医学有关的理论存在与发展的最终理由，是医学哲学向医学身体哲学转向的意义所在。我国医学哲学理论体系是在科技哲学和自然辩证法框架的基础上建构起来的。就其本体论而言，意识哲学的烙印深重，二元论哲学的痕迹未化；就其认识论而言，主体性哲学的色彩浓厚，主客二分倾向明显；就其方法论而言，传统理性分析方法的比重过大，具身感受、具身情绪、具身认知和具身行为的分析阙如；就其实践观而言，没有将具身关怀置于实践运行的中心地位，因而难以跨越生物医学、主体性医学带来的困顿。从本质上来说，我国医学哲学是意识哲学的医学版。在医学哲学理论架构中，先贤们的身体思想没有合法的位置。身体哲学以关注身体感受性为特点，对医学发展的影响集中地体现为明确身体主体在医学中的核心地位，为医学哲学的转向提供了哲学理论和思维方式，为医学身体哲学理论体系和实践纲领的建构提供了元哲学理论。

医学身体哲学理论图式包括四个模块。理论基础模块阐述意识哲学、医学哲学的基本思想和局限，揭示医学哲学向医学身体哲学转向的必然性。基本原理模块由患者具身感受理论、患者具身情绪理论、患者具身认知理论、医学具身技术理论和医患身体主体间性理论构成，是全书的核心内容。学术氛围模块由医学具身伦理理论、身体人类学理论、身体社会学理论和医学具身政治理论构成,是医学身体哲学理论走向医学具身关怀实践的伦理、学术环境、社会和政治条件。医学身体哲学临床实践模块讨论医学身体哲学临床实践的内容、问题域和复杂性,以及医学身体哲学临床实践的策略和路径,包括患者具身感受关怀、患者具身情绪关怀、医学具身技术关怀、医学具身服务关怀等具身关怀的策略和举措,还有最终导向医学具身终极关怀的愿景设计。

三

我们为什么需要医学身体哲学? 可以从"连恩青案"说起。

(一) 机器数据与身体感受

案例 1

因对鼻部疾病治疗手术效果不满,持铁锤、尖刀到医院报复行凶,致 1 名医生死亡、2 名医生受伤的连恩青,2015 年 5 月 25 日被依法执行死刑。

2012 年 3 月 20 日,连恩青因治疗鼻炎在温岭市人民医院接受双侧下鼻甲部分切除的微创手术。术后他感觉病情没有好转,症状加重了。连恩青多次到台州市的多家医院、浙江大学医学院附属第一医院和复旦大学附属眼耳鼻喉科医院就诊。他 40 余次寻找主治医生交涉,仅 2013 年 8 月就 7 次到复旦大学附属眼耳鼻喉科医院就诊。专家认为种种医学数据均显示手术成功,诊断结果均为慢性鼻窦炎,鼻窦 CT 检查结果也未见异常,没有再做手术的必要。连恩青在病痛感受折磨下性情越发暴躁。2013 年 8 月,他被家人强行送到上海市精神卫生中心,医生对他的诊断是持久的妄想性障碍,需要入院治疗,但是连恩青坚信自己只是鼻子出了问题。面对医疗机构众口一词地表示手术没有问题、各种检查显示未见异常的情况,连恩青认为这是医院联合起来CT 造假,是医生串通好要谋害他。

中央电视台对连恩青有一个专访,连恩青告诉记者董*:一年了,头里面有声音,每次呼吸右侧头部、胸、咽喉,呼吸一次疼一次,呼吸一次疼一次……

董*:你为什么认为手术是失败的?

连恩青:我感觉不好。

董*:这个怎么去定义? 因为从你感觉上这个手术是失败的,但是种种医学数据,包括这个照片,这些医学的手段都显示这个手术没有失败,这个手术是成功的。

连恩青：等等，你刚才说照片，什么照片？

董＊：种种的医疗的检测手段并没有显示出。

连恩青：等等，显示，你说我手术后所拍的CT对吧，是不是这个照片？他们就凭他们的鉴定资格对吧。

董＊：那如果你连这个都不相信，那你相信的是什么呢？

连恩青：我要说我只能相信我目前的症状。

面对连恩青的反复就诊和交涉，医方认识到，连恩青的具身情绪、具身认知和人格心态都存在问题。但在医方对连恩青采用的"常规式"的沟通方式中，沟通的内容和目的都是说明医院对连恩青的现状不负有责任，因为："手术没有问题"，外请的会诊医生也是如此说。至于对患者的具身感受关怀、具身情绪关怀和具身认知引导或者心理疏导，医生们没有做，因为他们没有时间。中央电视台记者和主审法官事后谈及时说：

董＊：如果时光能倒流，我们返回到当时的那个场景，如果医生能够做一些心理上的亲近的疏导的话，也许不会走到今天这一步。

梁＊：对，如果疏导得好的话，我觉得可能不至于走到今天。疏导可能有效果或者没效果，但从这里来观察，我们疏导方面是做得不够的。

董＊：恰恰这个医生不仅要治疗，还要做心理疏导，可是我们的这个现状，根本达不到的。一个医生每天累死累活的，他看病人，他连去厕所的时间都没有。

梁＊：是的。

董＊：他又哪有时间去给患者做疏导。

梁＊：客观上确实存在这么一个问题，五官科病人也很多的，你来看，给你手术做好了，一看片子好的话，医生说这个没有问题，后面话也不想多讲了，我觉得也是可以理解的。

央视记者和主审法官都知道医生在医学人文关怀方面做得是很不够的，但都认为，医生工作累死累活的，没有时间做人文关怀方面的事情，是可以理解的。

医学界对"空鼻综合征"尚有不同看法，有的专家认为不存在空鼻症这个疾病。因为鼻腔肿瘤患者鼻腔组织都切除了，并没有出现空鼻症的症状。国外有的专家对空鼻症患者进行检查，发现大脑有异常，即问题不在鼻子而在大脑；据此，有一部分专家不认同空鼻综合征是一种医源性疾病，认为空鼻症只是一个假说，我国尚未制定空鼻综合征明确的统一诊断标准。

国内有学者综述了国际耳鼻喉学术界对"空鼻综合征"的学术意见，

2013 年 6 月刊于国内耳鼻喉专业杂志。文章指出:"空鼻症"又被称为"空鼻综合征",医学上认为这是一种罕见的由于鼻甲过度切除导致的医源性疾病。患者鼻腔因为鼻甲被过度切除,形成空洞,呼吸过度顺畅,使得鼻腔内部的湿度常年不够。患有空鼻症是一件十分痛苦的事情,每次呼吸都像刀割一样。患者的咽部、鼻部都十分干燥,会有鼻腔浓涕、血性分泌物出现,有些患者甚至会注意力不集中、疲劳烦躁、过度抑郁,甚至会出现轻生的念头。患者几乎不可能自然地入睡,他们想要睡觉就必须要用湿棉球之类的湿润物塞住一边鼻孔,才能防止鼻腔过于干燥、呼吸困难。空鼻综合征的诊断主要依靠患者的症状和手术史,诊断缺乏客观依据,主诉缺乏客观衡量指标。病情严重的患者会出现易怒、焦虑、抑郁等心理障碍。文章强调,空鼻综合征是一种医源性慢性衰竭性疾病[1]。根据国内外专家提出的诊断标准,连恩青患有"空鼻综合征"。"空鼻综合征"可供参考的主要诊断依据:既往有中、下鼻甲切除或部分切除及相关手术史;患者至少出现鼻阻塞、鼻腔、鼻咽及咽腔干燥感,部分患者合并鼻腔结痂、脓涕、血性分泌物、胸闷气短及精神抑郁等症状;鼻窦 CT 检查部分可见鼻腔、鼻甲黏膜萎缩,鼻腔通畅,亦可作为辅助诊断依据。

[案例 1]中,临床检查数据支撑着医生的诊断,身体感受诉说着患者的苦楚。患者的感受在诊断思维中居于怎样的位置?数据和感受之间、医者的认知和患者的认知之间趋同一致的契合点是什么?当事患者的负性情绪彻底失控导致血腥行为之前,医患身体主体间性中可以走向彼此的桥梁在哪里?这些都是医学身体哲学试图回答的问题。

(二)身体是连接医患的纽结

医患相向而行的共同基础是身体。杜治政教授讲述的华益慰病患感受叙事深刻地揭示了这一点。

案例 2

原北京军区总医院的外科主任华益慰患晚期胃癌,按常规行全胃切除,小肠与食道连接。由于没有贲门,碱性肠液与胆汁反流,华主任出现胃灼热等症状;随后进行腹腔化疗,腹腔加温到 41℃,华主任大汗淋漓,腹部疼痛难忍;一个月要做 8 次化疗,机体没有喘息的机会;其间呕吐加重,无法进食,改为鼻饲

---

① 刘启珍,陈丽鸿.空鼻综合征研究进展[J].中国耳鼻咽喉颅底医学杂志,2013,19(3):283-285.

管点滴,体质逐日下降;化疗结束后,呕吐、恶心更重,鼻饲无法进行,出现心功能不全、全身水肿、肝肾功能不正常等症状,决定实行以解除肠梗阻为目的的第二次手术,然而术后出现肠吻合漏,肠液、粪便、血液倒流腹腔,严重感染。第二次手术失败后,患者转入 ICU 病房,这时患者全身布满静脉输液管、气管切开管、肠胃减压管、腹腔内血液引流管、粪便及分泌物引流管、导尿管,每根管子还有两根管子固定,以防脱落。生命的最后几天,还不停地输液、输氧。华主任不时地对老伴说:"我受不了了。医学不是这样的!"华主任对科室的医生说:"这种手术太痛苦了,切除全胃不仅吃饭困难,还有术后返流,病人太遭罪了,一定要改进这种手术。"

做医生的,难道一定要把自己科室治疗的病亲身生一遍,才能体验到患者的感受吗?[案例2]给我们的启迪是:医患之间拥有一个共同的基础:身体。医生的身体和患者的身体在罹患同一种疾病时,可以产生相同的具身感受。阐述以身体作为连接医患间性纽带的意义,是医学身体哲学的重要内容。

案例 3

我患有"房早",去南京某医院就诊。相关检查完成后,接诊的徐主任对我说:"房早"频繁发作是很难受的。除了教科书上说的胸闷、心律失常等,还有许多症状使得患者不适。你是不是在"房早"发生的时候,夜里会突然醒来?是不是有时心慌无法集中精力正常工作?是不是感到心脏被手握住似的那种stress(受压力感、被捆扎感)的感受?……徐主任说出了很多我切身体会到的感受,而这些感受是教科书上都没有记载的。

我以为这是徐主任多年临床经验的积累,便称赞道:徐主任您的临床经验真丰富,您说的这些症状有的教科书上都没有。徐主任说:这些都是我的切身感受,因为我也有"房早"。

医患身体共在,意味着医者在临床实践中,应该重视、体认患者的具身感受,而不仅仅是通过临床检查获得的诊疗数据,不仅仅是教科书上的理论概括,不仅仅是临床经验的积累,不仅仅是临床指南中的条文。医患身体的共在,是医患身体主体间性相向而行的天然的桥梁。身体是连接医患的纽结。

(三)医患身体主体间性是医患关系的本质

案例 4

考题(南京某医科大学 2016 年人文医学博士入学考试试题)

一急诊已婚急腹症患者,疑腹内出血,穿刺见不凝固血,患者主诉已有两个月未见月经周期,就诊过程中患者休克……诊断"宫外孕破裂、失血性休克",需手术。患者的丈夫在外务工,半年多没有回来过……目前联系不上。陪同前来就诊的是患者的婆婆和小姑子。

问题:请从卫生法学、医学伦理学、医患沟通学、医院管理学的角度分析

1. 向患者哪位亲属说明病情?

2. 如何向患者亲属说明病情?

3. 手术同意书由谁签署?

第一个问题的考核点是"近亲属"概念的理解,要求从相关法律的角度分析;该问题的理论根植于医患身体主体间性中的法律关系。第二个问题的考核点是"患者隐私保护"的落实,要求从医学伦理学和医患沟通的角度分析;该问题的理论根植于医患身体主体间性中的伦理关系。第三个问题的考核点是手术知情同意书签署的管理问题,要求从医患沟通和医院管理的角度分析;该问题的理论根植于医患身体主体间性中的医患沟通关系。

[案例4]呈现的三个问题的共同背景是医患身体主体间性的问题,是医患关系的根本问题,是医学、医学身体哲学、医学伦理学、卫生法学和医患沟通学的核心范畴。

在医学实践中,患者具身感受和医学客观数据之间、患者具身认知和医者理性认知之间、患者具身情绪和医患共情之间、医患身体主体间性之间存在的裂隙,是医学难以回避的现象。医学是关于身体的学问。无视身体呐喊的医学,无视患者具身感受、具身情绪、具身认知和医患身体主体间性的医学,传导给身体的温度太低。

(四)医学身体哲学图式

医学身体哲学是以患者具身感受、患者具身情绪、患者具身认知、医学具身技术、医患身体主体间性、具身身体关怀等为主要问题域,以患者身体的一般性问题为研究对象,以身体现象学方法为研究进路,以医学具身关怀为目标的理论体系。详见图1(下页)。

1781年,康德提出"图式"这一哲学概念。他认为图式是学习者习得的知识结构。英国心理学家巴特莱特(Bartlett)赋予图式理论以现代含义:图式是指围绕某一个主题组织起来的知识单元的组织结构和表征方式,"这些知识单元不是个别成分单独地发生作用,而且使之组织并成为一个整体结构"①。

---

① [英]弗雷德里克·C.巴特莱特.记忆:一个实验的与社会的心理学研究[M].黎炜,译.杭州:浙江教育出版社,1998:259-280.

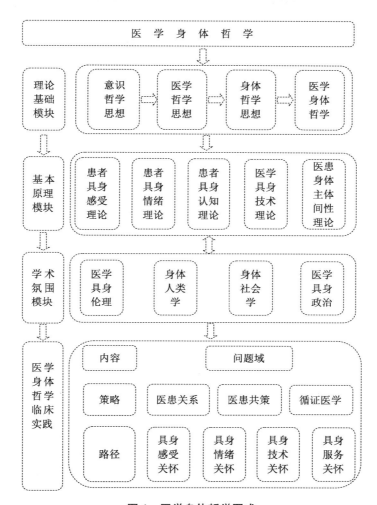

图 1　医学身体哲学图式

目　录

第一章 从意识哲学走向身体哲学

中国医学哲学思想源远流长。两千多年前成书的《黄帝内经》中,就包含着丰富的医学哲学思想,但中国医学哲学作为学科的发展,是近 70 年来特别是近 40 年的事情。提出医学哲学要从意识哲学走向身体哲学则是 2016 年以后的事情①。

第一节 中国医学哲学七十年

中国医学哲学学科发展可略分为"前 30 年时期(1949—1978 年)""后40 年时期(1979—2019 年)"(追述截止到 2019 年)。

一、前 30 年时期:医学哲学研究起步

新中国成立以来,人们试图以辩证唯物主义观点来研究医学领域中的理论或哲学问题②。1956 年,中国社会科学院学部委员于光远组织各学科人士对自然科学中的哲学问题予以规划。北京医学院等单位成立了医学辩证法学习小组,联系医学实际研究医学中的哲学问题。

前 30 年时期,医学哲学的学术研究主要集中在批判对待中医问题上的民族虚无主义,关于魏斯曼-摩尔根学说、魏尔啸病理学说和巴甫洛夫学说的评价,对中西医结合临床医学中突出成果(如骨折治疗、大面积烧伤的治疗和针麻等)进行哲学上的思考,对以预防为主的哲学思想的研究,对临床思维中存

---

① 刘虹. 医学哲学:从意识哲学走向身体哲学[J]. 医学与哲学,2016,37(9A):25-27.

② 刘虹. 医学辩证法概论:张慰丰序[M]. 南京:南京出版社,2000:1.

在的"大包围、撒大网"的现象的分析等等①。1966年以后,由于"文化大革命",人们被迫中断了刚刚萌芽的医学辩证法研究。

前30年时期是医学哲学研究的早期,这一时期医学哲学的研究水平,诚如我国医学史专家张慰丰教授所言:"因种种原因的限制,所研究的问题,不论从深度与广度上来说,都有一定的局限性。"②

二、后40年时期:医学哲学研究兴起

"文化大革命"结束后,医学哲学学科进入了迅速发展阶段。从1979—2019年的40年中,医学哲学学科发展史上出现了一系列重要的标志性事件。

(一)1979年广州医学辩证法讲习会召开

1979年3月,中国自然辩证法研究会秘书长钟林与时任北京医学院党委书记彭瑞骢商定组织一个医学辩证法的学术活动——广州医学辩证法讲习会。参加筹备这项活动的有:大连市科协杜治政、中国社会科学院哲学研究所邱仁宗、北京医学院阮芳赋和常青、北京协和医学院艾钢阳、南京医学院张慰丰、上海中医学院宋传玉、桂林医学专科学校元文玮、苏州卫生局周寿祺等人。

1979年12月20日至1980年1月4日,广州医学辩证法讲习会召开,约有800人参加了会议。这次会议主要内容是介绍世界医学发展特点趋势;对有关中西医结合问题展开讨论,回顾和总结新中国成立30年来我国医学发展的经验教训,探讨医学发展、促进医学辩证法的教学和研究的途径。会议取得了两项重要成果:一是否定了中西医结合是我国医学发展唯一正确方针的观点,主张西医、中医、中西医结合的三驾马车并进,这一观念随后为山西召开的全国卫生厅局长会议所接受;二是提倡在医学教育中重视医学辩证法的教学,以及决定主办医学哲学方面的杂志(当时名称未定),开启了后40年时期我国医学人文事业的篇章。

(二)中国自然辩证法研究会医学哲学专业委员会成立

1978年中国自然辩证法研究会筹委会诞生,1981年10月中国自然辩证法研究会正式成立。2000年,中国自然辩证法研究会医学哲学专业委员会成立,杜治政任主任委员。这样,中国医学哲学的学科建设在建制方面的工作得

---

①　邱鸿钟. 中国医学哲学现代发展的走向[J]. 国际医药卫生导报,1998(9):54.
②　刘虹. 医学辩证法概论:张慰丰序[M]. 南京:南京出版社,2000:1.

以完成。医学哲学专业委员会的成立,对指导全国的医学哲学学术研究和教育教学发挥了重要作用。2004 年,医学哲学专业委员会发布《医学哲学研究纲要》,标志着我国医学哲学研究进入了有目标、有规划、不断发展的良性过程。全国半数以上的省、直辖市和自治区相继成立医学哲学研究的学术团体,开展医学哲学的学术研究和教育教学活动。

（三）创办《医学与哲学》杂志

1980 年 6 月,《医学与哲学》杂志在大连创刊,杜治政任主编。至 2019 年12 月,已经出版 40 卷。《医学与哲学》从在中国思想解放大潮涌动之中亮相开始,一直立足于医学哲学之形而上的思想高地,通过选题设计、活动策划、引领倡导等方式,凸显关注医学重大问题、探索医学发展问题的编辑思想。我国人文医学的学者专家,以《医学与哲学》杂志为平台,开展了多次影响重大的学术讨论,如对"医学模式""医学目的""医学人文精神""医学整合""SCI 论文评估标准""医学技术异化""人文医学""身体哲学"等重大学术问题的探讨。《医学与哲学》集中了一批有良知和学问的学人,孜孜不倦地探索医学发展的新模式,为中国的医学发展把脉,为医疗公正呐喊,为政府决策建言。其起点之高、所涉之深、目光之远,超越了一般刊物的职能。

《医学与哲学》是中国医学人文学科群诞生的发祥地,孕育和催生了人文社会医学学科的生发、成长。40 余年来,在《医学与哲学》"医学方法论""医学伦理学""医学社会学""社会医学""医学心理学""医学美学""人文医学""身体哲学"等特色栏目里,倾注着中国医学哲学人矢志不渝的追求;我国的医学哲学、医学伦理学、医学社会学、医学美学、医学逻辑学、卫生法学、人文医学等几乎所有医学人文学科,都是从《医学与哲学》的沃土中汲取营养,从幼小的嫩苗长成参天大树的。随着人文社会医学学科的发展,一大批包括医学人文学者在内的医学人才成长起来。40 余年来,在《医学与哲学》这方学术圣地上,成长起一大批杰出的医学哲学、医学人文社会科学的专家学者。《医学与哲学》以一个学术期刊孕育众多学科成长,培育三代学人,兴盛一门显学,利在社会,功惠未来,这样的状况鲜见于其他学科和学术期刊。

《医学与哲学》倡导的学术活动既自由,且健康;思想锋芒与建言建议同在,理论探讨和干预生活并存;学术刊物不再是册册"论文集"的堆积,而是传播学术信息、组织学术活动、进行学术交流、促进学术成熟和成长的高端学术平台。在《医学与哲学》同仁们的心中,《医学与哲学》不只是杂志社、编辑部的刊物,不只是中国自然辩证法研究会的刊物,而是全体医学工作者的刊物,是国家、民族和医学未来的刊物①。

（四）医学哲学学术活动蓬勃开展

后40年时期，我国医学哲学学术界开展了一系列学术活动，推动了医学哲学的学科建设、学术研究，对我国卫生事业的发展产生了积极影响。

1981年全国第一届医学辩证法学术讨论会在南京召开，会议的主题是"健康、医学与社会"，与会学者讨论了我国医学由生物医学模式向生物心理社会医学模式转换的重大问题，得到医学界广泛认同。1983年第二届医学辩证法学术讨论会在北京召开，会议的主题是"临床思维"。我国医学哲学研究的一个亮点就是强调医学哲学研究对临床思维的关注。40余年来，我国著名医学家张孝骞、吴阶平、黄家驷、吴孟超、韩启德等，带领全国的学者们在这个方面做了大量的研究，受到临床工作者的高度评价。2002年第七届全国医学辩证法学术会议于大连举行，会议的主题是"医学与人"，同时还举行了高等医学院校人文社会医学教学圆桌会，讨论并通过了《关于加强高等医学院校人文社会医学教学与学科建设的建议》。从第八届开始，医学辩证法学术讨论会的形式更名为"举办地＋医学哲学论坛"。如2017年宜兴医学哲学论坛由南京医科大学承办，论坛主题为"医学人文关怀的理论与实践"。

后40年期间，我国医学哲学界还举行了许多重要的学术活动，如1991年于广州召开的"中西医比较研究"学术研讨会，2004年于上海召开的"医学与人类文化"学术研讨会，2005年于东南大学召开的"全国医学哲学学科建设与发展研讨会"，2006年、2008年于南京医科大学举行的"中国人文医学高峰论坛""医学整合问题座谈会""医学人文走向临床学术研讨会"，等等。

（五）医学哲学教材和学术著作成果累累

全国医学人文学者循序渐进，熟读精思，一心求学，医学哲学学术著作成果累累。后40年时期，涌现出一批医学哲学教材和学术专著，最重要的、影响最大的是彭瑞骢主编的《医学辩证法》。1983年3月，彭瑞骢主编的《医学辩证法试用教材》由医学与哲学杂志社印制，国内多家高校试用后，1984年定名为《医学辩证法》由人民卫生出版社出版发行。其他还有如元文玮的《医学辩证法》（1982）、邱仁宗的《医学的思维和方法》（1985）和《病人的权利》（1996）、常青的《医学方法概论》（1990）、刘正纾的《医学哲学概论：医学的主体、客体与

① 刘虹. 满川风雨看潮生:《医学与哲学》激流勇进30年[J]. 医学与哲学,2009,30(12A):69-71.

整体》(1992)、邱鸿钟的《医学与人类文化——医学文化社会学引论》(1993)、段德智的《死亡哲学》(1996)、姜学林的《医疗语言学初论》(1998)、颜成文的《医学辩证法》(1988)、薛公忱的《论医中儒道佛》(1999)、刘虹的《医学辩证法概论》(2000)、李永生的《临床医学语言艺术》(2001)、张岩波、郑建中、王洪奇的《医学与人文》(2004)、刘虹、张宗明、林辉的《医学哲学》(2004)和《新编医学哲学》(2010)、杜治政的《守住医学的疆界》(2019),等等。

第二节　医学哲学概述

一、研究对象：医学之形而上

医学之形而上,是对医学实践中普遍性问题的哲学思考。讨论医学哲学的形而上问题,可以从哲学研究对象与医学哲学研究对象之间的联系和区别的角度入手。哲学的研究对象是整个世界一般性的问题,哲学是研究世界的共同性质和普遍本质的活动,是人们认识世界的一般方法论。医学是一门具体科学,它以健康和疾病的具体问题为研究对象,是认识医学问题的特殊方法论。今日的医学已是一个庞大的学科体系,有着许多分支学科,但相对于哲学而言,医学研究的领域是具体的,研究对象是特定的,研究视角是独特的,研究方法是个性的。那么,是医学中没有形而上的普遍性问题,还是不需要研究这些形而上的普遍性问题? 都不是。

一般隐含于个别之中,普遍存在于特殊之中,共性潜藏于个性之中。每一个个别的医学问题之中毫无疑问地隐含着一般的现象;每一个医学分支学科特殊的研究对象中,毫无疑问地存在着普遍的性质;甚至在每一个具有个性的病种之中、具体的病人身上,都毫无疑问地潜藏着普遍性问题。无论是对整个医学还是对某个医学分支学科的发展而言,关于这些普遍性问题的研究,都具有重要的方法论意义。

所谓医学形而上的普遍问题,是相对于医学各个分支、各个学科的具体问题而言的。例如,临床学科在研究疾病的时候,都会遇到疾病预后的问题,但研究高血压病时只讨论高血压的预后,研究糖尿病时只讨论糖尿病的预后……各门学科都从自己独特的角度去研究“特殊预后”。那么,预后有没有一般问题? 预后的一般事实是什么? 但医学及其分支学科并没有,也不可能对之做专门的研究。医学哲学存在和发展的必要性正在于此。

同时,医学哲学还是一种与心灵操练相关的生活方式。医学哲学从知性的层面入手,开阔了人们的视野,使得人们有可能突破狭隘的思想疆域,进入无限的宇宙,直面永恒的本质;而且,基于这样一种认识的智者,在实际的人生当中,能够不断地超越有限,以平静及愉悦的心态面对生活的得失。

医学哲学是以医学实践中的一般性、普遍性问题为研究对象的,这些问题诸如人的生命存在和过程、医学与哲学的关系、医学认识主体及其思维方法、医学的价值和医学的发展等等,是从渗透于医学实践的方方面面、与医学各分支学科密切相关、与各科临床问题紧密相连的具体的医学问题中概括抽象出来的,具有一定程度的理论性、抽象性、概括性,是医学中的哲学问题。

二、理论体系:逻辑起点和理论框架

医学哲学是医学中的哲学。医学—医学哲学—哲学三者的研究对象之间,医学哲学的抽象程度居中;更具体的问题,是医学甚至是医学分支学科的研究范围;至于更抽象的问题,那是哲学研究的领域。

医学哲学研究对象的特征决定了医学哲学理论体系的建构:以人类生命的健康为逻辑起点,以医学哲学的本体论、认识论、方法论、价值论和发展观为基本结构,以一系列医学辩证范畴为核心概念,以辩证的人体观、生命观、预防观、疾病观、诊断观和治疗观以及医学观等为基本理论。它以向医学认识主体提供辩证思维方法,铸造人文精神、培养整体关怀患者的能力、提高人文素质为目的;它是带有专业特征的、次级抽象层次的理论学科。

医学哲学以人的生命健康作为医学哲学理论体系的逻辑起点,医学哲学的种种要素以"始基"形式包含于其内,这个逻辑起点又是医学哲学的归属。医学哲学的理论体系以人的生命健康为逻辑起点,通过对人类生命存在的阐释、医学认识主客体互动关系的揭示、医学价值的分析、医学思维方法的研究和对医学发展一般问题的探讨,阐扬医学的本质,最后又回到逻辑起点(终点)——医学的终极目标——维护健康,关爱生命。

医学哲学范畴是医学哲学理论框架中最重要的构件,是医学哲学理论体系中的基本单位。不同于医学理论中的其他基本概念,医学哲学范畴既具有哲学范畴的特征如概括性、辩证性,又具有医学概念的具体性、针对性。它揭示认识对象的深刻内涵,是医学认识对象本质的逻辑表征,是医学思维、认识之网中的纽结。这些医学哲学范畴,诸如:医学实践、医学范式、医学价值、医学人文精神、临床认识主体和客体、无症状、疾病假象、典型症状与非典型症状等等。

医学哲学的基本理论负载着医学哲学的思想内涵,反映医学认识客体种种内在的、外在的辩证联系,是医学哲学理论框架中的实质内容。诸如:健康和疾病的辩证关系、结构和功能的哲学分析、医学价值研究、医学发展的动因和范式等等。

医学哲学的思维方法是医学哲学理论框架中的有机组成部分,是医学哲学基本概念、基本理论的具体应用。这些方法涉及医学理论研究、临床思维、医学教育、卫生事业管理等各个方面,诸如:疾病因果联系的哲学思维方法、临床表现与疾病本质关系的辩证思维方法、拟诊建立和拟诊检验的逻辑思维方法、误诊认识论原因的辩证分析方法、医学发现和发明的一般方法和医学研究的一般方法等等。

医学哲学理论体系具有系统性和相对独立性。在医学哲学的研究中,特别要注意防止对医学哲学的片面理解。医学哲学有着自身独特的研究对象、基本范畴、基本理论和基本方法,是自成体系的边缘学科、综合学科、交叉学科。用医学实践中的具体问题作为哲学理论的注解,将医学哲学解释或理解为"医学哲学＝哲学理论＋医学实例",否认或忽视医学哲学理论体系的系统性和相对独立性,对医学哲学的发展是非常不利的。

三、思维方式：对医学思维方式和哲学思维方式的扬弃

医学思维方式和哲学思维方式虽然各有特点,但这不意味着它们是对立的和不相容的。医学哲学思维方式是对两种思维方式的扬弃,是医学认识活动的辩证思维形式;同时,医学哲学思维方式也是与生物、心理、社会医学模式相适应的现代医学思维方式。

（一）探索性：开创医学研究的新视域

几百年来,医学分科诊治制度的沿袭、医学科研方向的日益精细分化、医学分支学科的充分发展,无疑促进了医学的深入发展。但是对医学实践中的一般问题、普遍问题和共性问题的研究却受到了限制,因为无论是从一个方面还是从一个病种来研究这些问题,都因受制于医学思维方式的局限而难以超越就事论事、具体描述的水平。缺乏系统性的、概括性的、理论性的研究,就难以达到一定的理论高度,也就无从发现内含于个别的、特殊的医学现象中的一般性规律,这势必会影响医学的发展。医学哲学思维方式的特征之一就是其

显著的探索性：开创医学研究的新视域,研究医学实践中的共性问题、普遍问题、一般问题。

（二）多维性：多元、综合、科学的认识方法集合体

现实世界的丰富多彩,医学问题的复杂性和综合性,要求在当代医学认识主体的知识结构中,有一个多元、综合、科学的认识方法集合体——这是新世纪医学人才知识结构的重要特征。医学哲学的思维方式是多维的：医学思维方式和哲学思维方式的优势融为一体；自然科学视野与人文科学视野交织汇集；医学特有的认识方法、自然科学领域共同的认识方法和医学哲学的思维方法互为表里；经验思维方式和超验思维方式协同耦合；对认识客体的反映和对认识主体的反思辩证统一；继承、沿袭和创造、建树有机结合；具体、精确的写实和抽象、深刻的概括相互辉映；分析归纳、辩证综合等传统的思维方法和系统论、信息论、控制论、耗散结构理论、协同学、突变论等现代科学方法论珠联璧合。

（三）中介性：优化主体的认知结构

有什么样的知识结构,就有什么样的认知水平。在21世纪医学认识主体的知识结构中,理论思维素质的地位和作用越来越重要；医学哲学的基本理论和思维方式成为其中不可缺少的基本内容。医学哲学的中介性是说,作为一种医学思维方法学,医学哲学必须首先用于建构主体的知识结构,化为指导主体进行科学认识的理论思维,再经过具体的医学实践而作用于客体；或者说,医学哲学不是直接向人们提供关于某种疾病诊断治疗的具体做法、处理某种临床问题的具体措施,而是向医学认识主体进行医学哲学思维方式的教育,使其具有认识和分析医学实践中一般性、普遍性和共性问题的能力。

（四）开放性：面向未来的认识视角

医学哲学的思维方式是一种面向医学发展未来的思维方式。它适应于现代医学发展的客观需要,从系统的、整体的、联系的、综合的、动态的、发展的、历史的视角认识、分析问题。哲学思维方式以医学研究对象内在的、客观的、辩证性质为根据,将医学认识对象放在内在矛盾发展的历史之中、放在自然界和人类社会多因素相互作用的背景中来考察；同时,医学哲学自身也随着医学、哲学和其他学科的发展而不断发展,它是一种开放性的思维方式。

（五）批判性：对医学实践的理性思考

医学认识活动是一种复杂的认识活动、思维活动、理性活动。行进在21世纪的医学,需要进行自我批判或反思：反思医学史上人们认识过程中的

成功经验和失败教训,进而从中把握探求医学新知的脉搏;反思现行医学理论和经验模式的得失,进而整理、谋划发展和创新的思路及方法。医学哲学的反思,是对医学实践的理性思考,是对医学未来发展的推敲和谋划。

（六）可接受性：与医学真正融为一体

医学哲学思维方式的表达,既要保持其区别于医学的超验性质,又要体现医学的循证精神和人文情怀,这样才能对医学认识主体予以方法论的指导;既要保持哲学研究抽象性、深刻性的长处,又要反映医学理论和实践的具体性、专业性,这样才能够在医学认识主体已有的认识结构中寻找到生长点,并为之接受。对于医学哲学而言,太哲学化了的如苏格拉底式的对话、老庄对自然和生命审美式的感悟和体验、禅宗的机锋、黑格尔式的思辨语言等表达方式[1],会因其无法与医学真正融为一体,无法发挥医学哲学的方法论功能而流于形式;太医学化了就会犹如医学的身躯戴了顶哲学的帽子,会因其无法揭示医学实践中的一般性、普遍性和共性问题的本质,无法实现医学哲学研究的目的而失去意义。

四、学术功能：教育与建构

医学哲学有两大功能。

第一大功能是教育功能,是相对于接受教育的对象而言的。通过医学哲学的教学,铸造医者的医学人文精神,培养医者对患者的人文关怀能力;训练医者的人文医学的思维方式,提高理性思维的水平。

第二大功能是建构功能,是相对于人文医学的其他学科而言的。人文医学学科群包括医学哲学、医学伦理学、卫生法学、医学社会学、医学心理学和医学史等。医学哲学的建构功能主要体现在医学哲学为其他人文医学学科提出元问题、提供元理论、元方法和元精神。

提出元问题。元问题是最根本、最本质、最关键的问题。医学人文学科群涉及的问题很多。在这些问题中,大部分属于人文医学学科群各分支的研究对象,如医学法律问题、医学伦理问题、医学美学问题等等。这些问题的研究,是以对一些元问题的学术认知为前提的,而这些元问题正是医学哲学研究的范围。如医学的本体问题、医学的价值问题、医学的目的问题、医学的终极关怀问题等等。

---

① 　倪勇.哲学思维方式及其特点讨论综述[J].武汉大学学报(人文科学版),1994(5)：23-27.

提供元理论。人文医学学科群需要一个以人文精神一以贯之的元理论。医学哲学正是从这个层面研究人文医学的最基本的概念、最基本的关系、最基本的原理,并将之作为元理论提供给人文医学的其他学科。如人文医学诸学科在讨论本学科的问题时,无法回避"人的生命本质"是什么的问题,在有的学科中,"人的生命本质"还是一个基本范畴。目前的状况是要么借用生理学"新陈代谢"理论,要么借用哲学的"社会关系总和学说",或者干脆以介绍学术界的不同意见来一带而过,缺乏人文医学学科自己的"人的生命的本质理论"。像"人的生命本质"这样的元理论的研究,正是医学哲学的任务之一。

提供元方法。人文医学学科与生物医学差异的核心在于认知方法的差异。生物医学从整体而言,是还原方法、分析方法,力图最终用物理的、化学的语言和方法解决人的生命的问题。人文医学学科从总体而言,是整体的方法、系统的方法。医学哲学是研究医学思维方法学的学科,它研究人文思维方法的特征和一般事实,为人文医学各个学科提供元方法。

提供元精神。人文医学学科的元精神有医学人文精神、反思精神、批判精神等等。以反思精神为例,发展中的医学人文学科需要反思:反思人文医学诸学科在前进中困惑的缘由,进而研究怎样化解科学主义的锋刃和击破西方学界话语霸权主义之网。医学哲学的反思,既是对医学实践的理性思考,又是对医学人文诸学科困惑的厘清。

五、内在不足:忽视了身体的存在

我国医学哲学理论体系是在科技哲学和自然辩证法框架的基础上建构起来的。一方面,医学哲学的发展借鉴了科技哲学和自然辩证法的理论精华,汲取其学术营养,继承其科研精神,70 年来在科学研究、教育教学和社会服务等方面取得了显要成就,尤其是医学哲学研究在对新医学模式的探讨和践行的推动、对医学人文精神和医学人文关怀的引领等一系列事件发生发展中的作用,深刻地影响了当代中国医学的发展。

另一方面,我国医学哲学的理论体系,就其本体论而言,意识哲学的烙印很深,二元论哲学的痕迹很深;就其认识论而言,主体性哲学的色彩很重,主客二分倾向明显;就其方法论而言,传统理性分析方法的比重过大,身体感受、情绪认知和行为的分析阙如;就其实践观而言,没有给身体在医学哲学的理论研究和实践运行中以合理的地位,因而难以跨越生物医学、主体性医学给医学带来的困顿。20 世纪 80 年代起始的自然辩证法、医学辩证法教材的自然观、科学观、方法论的三大块,可以认为是意识哲学的翻版,但随后关于医学模式的讨论和研究、临床思维的总结和研究、正确的诊断从哪里来、医学整合的讨论和研究、医患共同决策以及近几年关于叙事医学的探索等,已经迈出了走出意识哲学的阴影的步伐。

在人类思想史的天穹上,古往今来的先贤们对身体的深刻认识犹如繁星满天熠熠生辉:苏格拉底的"智慧身体"、亚里士多德的"理性身体"、阿奎那的"全整的身体"、霍布斯的"兽性身体"、叔本华的"欲望身体"、尼采的"权力意志身体"、休谟的"观念身体"、笛卡尔的"二元身体"、黑格尔的"理念身体"、达尔文的"动物身体"、马克思的"社会身体"、弗洛伊德的"力比多身体"、卡希尔的"符号身体"、波伏娃的"女权身体"、巴塔耶的"色情身体"、福柯的"被规训的身体"、德勒兹的"无器官的身体"、施密茨的"震颤的身体"等等,它们珠联璧合,或薪火相传,或相互借鉴,或通过相互砥砺、相互否定而共同勾画身体思想史的壮丽画卷,书写哲学发展叙事最精彩的华章。诚如特纳所言,我们已经进入身体社会崛起的时代:"在这个社会里,我们所有的重要的政治和精神事宜都要通过身体的渠道来阐述。"①然而,医学哲学在吸纳这些宝贵的思想资源方面的工作,做得太少了。先贤们对身体深刻的认识被医学哲学屏蔽在外,尤其是 20 世纪中叶之后,以梅洛-庞蒂为旗帜的身体哲学的问世,给予了医学哲学变革、飞跃的机会。遗憾的是,相当一段时间以来,我国医学哲学忽略了身体哲学思想对医学哲学理论体系建构的重大意义,已然落后于时代、落后于哲学思想进步的步伐!

第三节　意识哲学的身体错位

一、意识哲学:贬抑身体后的梦魇

哈贝马斯首先提出的"意识哲学"概念,指的是从主客体关系去把握人的主体性、理性能力的哲学②。在这个意义上,学术界将意识哲学视为西方近代认识论哲学的统称。三百八十多年前,笛卡尔提出了"我思故我在"的哲学命

---

① 肖恩·斯威尼,伊恩·霍德. 身体[M]. 贾俐,译. 北京:华夏出版社,2006:5.
② 艾四林. 哈贝马斯思想评析[J]. 清华大学学报(哲学社会科学版),2001,16(3):6-13.

题,宣告了经院哲学的退场和意识哲学的登台。以培根、洛克、康德和黑格尔等为代表的西方近代哲学家共同建构了意识哲学的理论体系并成为分支哲学与应用哲学的理论基础。

在意识哲学的语境中,没有为身体留下位置:意识和理性超越于身体之上,坚信摒除了感性身体之后的意识或理性思维才是人的本质属性;坚守走向绝对真理的唯一希冀只能是意识,抵达永恒彼岸的唯一渡航只能是理性的执念。

在意识哲学的言说中,意识和身体是分裂对峙且不对等的:理性思维被抬升和身体感受性被忽略、意识能动性被张扬和情感本真性被贬抑、意识主体性被推崇和身体本体性被淡忘同时存在。

在意识哲学的视域中,意识或理性是人的世界中的君主,而身体只是为高冷的理性所不屑的物欲、肉欲甚至是兽欲,只是为伟岸的意识所统领、安抚、辖制和整饬的对象。

意识哲学占据哲学统治地位近四个世纪,身体的呐喊、呼唤、倾诉和反抗受到冷淡、摈斥、压抑和流放,但意识哲学憧憬的由人的意识或理性主宰的理想国却一直没有成为现实。光辉和高洁的意识往往沦为物欲、肉欲、兽欲的工具;指引人类超越身体、把握理性、走向幸福和永恒的意识哲学,在人类毫无理性地相互杀戮、毫无理性地抢夺资源、毫无理性地毁灭生态的行为面前一而再、再而三地无力回天!

意识哲学的最大特点是凭借思辨理性的抽象逻辑演绎构造了一个概念帝国,意识哲学的内在困境在于意识始终无法切中外在的超越之物。意识和外在对象之间的统一性问题始终成为意识哲学家们摆脱不掉的梦魇。

意识和身体的二律背反现象引起康德的关注。康德坚信人类的知识来自人的理性,康德自称通过《纯粹理性批判》《判断力批判》和《实践理性批判》发动了一场张扬理性的、哲学领域内的哥白尼革命。但是,康德晚年对这场哲学领域的哥白尼革命流露出些许不自信,生前最后一本著作《实用人类学》中传达了这样的信息:他本人对纯粹理性的偏狭开始警觉和思考。

西方哲学界对意识哲学的反思和批判一直没有停止过。西方后现代主义哲学对意识哲学的反思从其问世起就开始了,绵延半个多世纪,其学术价值最集中体现在批判意识哲学、确立身体哲学范畴,形成身体哲学的理论范式。发生在哲学界的这次审视、扬弃意识哲学,研究、建构身体哲学的思潮已经受到整个思想界、学术界尤其是医学哲学界的高度关注。

二、意识哲学与身体哲学：谁主沉浮？

反思意识哲学并不意味着全盘否定意识哲学。身体哲学与意识哲学无法彻底割裂，他们存在于相互区别与相互联系之中。

身体哲学与意识哲学质的区别在于：意识哲学将意识与身体截然二分，将意识视为远比身体为根本或本质的实体，从而把意识抽象化、神秘化。身体哲学则反对关于意识的这一形而上学的理解，它基于现象学"面向事物本身"的原则，转而将身体视为意识的根据、起点与归宿。

身体哲学颠覆了意识哲学千年来构建的理性王国，将研究聚焦于身体存在和身体感受；消解了二元论哲学定制的身心分裂场景，使身体回归于多维——整体的状态；落下了精神主体主演实体哲学独角戏的大幕，把身体主体推向世界哲学舞台中央；中断了认识论哲学对人类认知能力究竟几许的拷问，肯定了身体"思"与"能"的一致；匡正了科学哲学只问科学不顾身体的偏颇，建构了"身体－意识—世界"的"三维一体"的身体哲学体系。

身体哲学与意识哲学的联系表现在：从概念的逻辑关系而言，意识哲学从属于身体哲学；从历史的发展过程而言，身体哲学则萌发于意识哲学之中。经过扬弃的意识哲学，其本体论、认识论、方法论与逻辑学，依然是构建身体哲学的有机组成，只是其主体不是脱离身体的理性或者意识，而是包含理性和意识的身体。

从意识与身体二元分裂与对峙的意识哲学走向蕴含整全生命元素、关注身体和身体感受的身体哲学，这一哲学思潮运行和发展的轨迹体现着人类哲学思维发展的必然。关注身体的感受，倾听身体的呼声是医学哲学本真和使命，在这个意义上而言，关注身体和身体感受的身体哲学对医学哲学更具有亲和力，更适合作为医学哲学之元哲学。同时，蕴含着建构医学身体哲学这一新的应用哲学的可能性和必要性。因此，确立身体哲学作为医学哲学元哲学的身份和地位，建构医学身体哲学的理论体系，成为我国医学哲学理论研究的迫切任务。

三、医学哲学：从意识哲学走向身体哲学

从某种意义上说，我国的医学哲学研究已经落后了。意识哲学直面社会实践时表现出的贫血状态对医学哲学产生了严重的影响。多年来，医学哲学要深入实践，要为医学输送医学人文关怀的温度，要为解决医学实践问题提供

方法的呼声很高,但收效却不尽如人意。主要的原因有两个方面:一方面是医学哲学的元哲学——意识哲学无法包容医学哲学身体关怀的内涵;另一方面,当代医学在本体论上是生物性的(生物医学),在认识论上是思维主体性的(主体性医学),在实践观上是功利性的(功利性医学)。这种医学体系因其具有存在的社会需求而根深蒂固,并成功地抵挡了任何试图对之进行改变的希冀和努力。

20 世纪西方的现象学运动开始反思意识哲学割裂意识和身体内在关联的粗暴,检讨推崇理性、贬损感受性的恶果,试图挣脱柏拉图主义的羁绊,从意识哲学的理论经纬中走出,通过身体而不是抽象的哲学概念感知和把握世界,四百年来意识的主体性地位受到了颠覆性的挑战。身体哲学是在存在主义哲学、现象学哲学的基础上发展起来的,以彰显身体感受、情绪、认知、行为的具身性为特征的哲学思潮。医学哲学需要扬弃意识哲学,汲取身体哲学的精华进行理论体系的重构。这是一个脱胎换骨的过程,更是医学哲学凤凰涅槃、浴火重生的机遇。

第二章 医学身体哲学的思想渊源

医学身体哲学是身体哲学的应用哲学形态。虽然"医学身体哲学"的概念和理论图式是作者在这里第一次明确提出的,但医学身体哲学作为身体哲学的分支,其思想与身体哲学思想的发展同源同根同体。身体哲学作为系统的哲学理论形态形成于 20 世纪中叶,但身体哲学思想源远流长,丰厚渊博。本章荟萃的是不同历史时期主要代表人物的身体哲学思想。

第一节 哲学思想史中的身体哲学思想

通过对自然的认知解读身体,通过对身体的认知理解世界。对身体构成的不同解读,影响着医学家们将建构怎样的医学体系,决定了医学发展的基本走向。古希腊身体哲学思想与宗教哲学、意识哲学风云际会,交相砥砺,铺垫了西方医学从古代走向当代、从准科学走向科学的历史路径。

一、身体自然元素构成说:认识身体的第一步

身体自然元素构成说蕴含的朴素身体哲学思想引领医学体系的合理、有序建构,是医学发展的哲学基石。

古希腊米利都学派的哲学家用身体感知到的自然元素及其关系建构身体:泰勒斯将"水"作为身体的基础元素;阿拉克西曼德将"气"作为生命的灵魂;赫拉克利特以燃烧的"火"象征生命体的活力和运动;德谟克利特认为身体由原子聚合而成,灵魂遍布身体,魂消身亡;伊壁鸠鲁笔触描写的灵魂是一种精细的身体;恩培多克勒用火、水、土、气解释身体的复杂结构,这四种元素按照不同的比例混合就形成各种不同性质的身体结构——肌肉是由四种等量的元素混合而成的,神经是由火、土与双倍的水结合而成的,骨头是由两份水、两

份土和四份火混合而成的①。

古代哲学家用自然元素诠释身体,于感性具体中蕴含着理性考量的萌芽,从身体可感的具体物质形态中抽象普遍的理性范畴,以简单要素构建身体结构的复杂空间,为古代医学家构建医学理论体系提供了基材、模板和构架,为古代医学临床诊疗技术的创设和实施提供了思路、依据和方法。

希波克拉底、盖仑的医学理论和实践中渗透着自然元素构成论的精神:构造身体的基材有血液、黏液、黄胆汁和黑胆汁,影响身体健康的是食物营养、运动睡眠、气候水土、日月星辰。四体液布满身体,不断处于均衡与失衡运动状态,与环境不断互动,诠释生理、心理、病理、诊断、治疗、养生、防病等身体过程,蕴含着身体的整全性、复杂性、开放性的身体哲学思想的萌芽。

西方医学在希波克拉底、盖仑等医学哲学家的带领下,以身体自然元素构成说为医学建构的哲学纲领,扬弃巫术宗教,借鉴东方智慧,研究自然心理社会病因、体液病理、医学遗传、疾病过程、治疗学、养生保健、疾病复杂性、医学伦理、医学人文和医学理性思维等内容。尽管医学发展路途遥远,但认识身体、关爱身体的医学之舟已然从这里扬帆起航! 身体自然元素构成说是身体哲学影响医学发展历程的第一块里程碑。

二、身体与灵魂:医学与哲学尚未终结的对话

身体与灵魂的关系,是医学与哲学绵延千年的对话和互动,是缠绕于身体哲学理论与实践之维的纽结。

亚里士多德是第一位视灵魂为身体组成部分的哲学家,开"灵肉一体"理论之先河。亚里士多德认为灵魂与身体的关系类似于视觉能力与眼睛的关系。眼睛为视觉能力而存在,这是它的目的所在。同样,身体为灵魂而存在——即为组成灵魂的各种能力而存在②。

在柏拉图的理念王国中,身体没有与灵魂并列的资格,他认为"人不是灵魂与肉体的复合,而是利用身体达到一定目的的灵魂"③。柏拉图不否定身体和灵魂是不可分的事实,这一点,从柏拉图的"灵魂三分说"中就可以看出:灵

---

① 北京大学哲学系编译. 古希腊罗马哲学[M]. 北京:生活・读书・新知三联书店,1957:77.

② [澳]贝内特,[英]哈克. 神经科学的哲学基础[M]. 张立,等译. 杭州:浙江大学出版社,2008:25.

③ 赵敦华. 西方人学观念史[M]. 北京:北京出版社,2004:40.

魂分为三个部分,大脑主管理性,心脏产生激情,肝脏催生欲望①。但柏拉图抑身扬心的态度鲜明:身体平庸,灵魂高贵;身体致恶,灵魂向善;身体低俗,灵魂神圣;身体感性,灵魂理智;身体贪婪,灵魂纯净;身体易朽,灵魂永恒②。因此,灵魂要与身体保持距离并时时管控身体③。柏拉图的身体学说对意识哲学身体观产生了深远的影响。

希波克拉底接受了亚里士多德的"灵肉一体"学说,认为身体是肉体与灵魂的混合:"一切事物,包括人的肉体和灵魂,都遵循一定的秩序。人体内的灵魂,是水与火的混合物,与人的肉体相当。"④希波克拉底整体医学思想闪光点之一是他深刻理解身体不仅具有生物学元素,还具有心理学、社会学元素;疾病过程不仅有自然因素的作用,还有人的心理、社会因素的作用。因此,希波克拉底要求医生不仅要研究疾病,还要研究病人和医生自己⑤。希波克拉底第一次将疾病的症状表现区分为"肉体方面的症状"和"心理方面的变化",明确提出"身体方面的病态"的重要概念⑥。

盖仑师承柏拉图的"灵魂三分说",提出了具有重要医学价值的"三灵气学说"。盖仑认为:灵气是构成身体的要素。盖仑的"大脑—理性灵气、心脏—生命灵气、肝脏—自然灵气"与柏拉图的"大脑—理性、心脏—激情、肝脏—欲望"之间存在着明显的师承关系但又实现了超越。"三灵气学说"是以连接全身各部分贯通生理和心理的"灵气"为生命体最重要特征、具有整体论思想的生命体结构—功能模式,其价值在于阐述了人的生命体是一个由神经、血液循环和消化三大系统与精神形态相结合的整体,是西方医学思想史上第一次用整体的观念阐述的生命模式本体论⑦。

————————

① ［古罗马］第欧根尼·拉尔修. 名哲言行录［M］. 徐开来,溥林,译. 桂林:广西师范大学出版社,2010:186.

② ［古希腊］柏拉图. 斐多［M］. 杨绛,译. 沈阳:辽宁人民出版社,2000:42.

③ ［古希腊］柏拉图. 蒂迈欧篇［M］. 谢文郁,译. 上海:上海人民出版社,2005:49-50.

④ ［古希腊］希波克拉底. 希波克拉底文集［M］. 赵洪钧,武鹏,译. 北京:中国中医药出版社,2007:253.

⑤ ［古希腊］希波克拉底. 希波克拉底文集［M］. 赵洪钧,武鹏,译. 北京:中国中医药出版社,2007:35.

⑥ ［古希腊］希波克拉底. 希波克拉底文集［M］. 赵洪钧,武鹏,译. 北京:中国中医药出版社,2007:222.

⑦ 刘虹. 重读盖仑:盖仑医学思想述评［J］. 医学与哲学,2016,37(4A):87-91.

2000 多年之后，诺贝尔生理学或医学奖得主神经生理学家艾克尔斯依旧坚持灵魂存在并指导着身体；诺贝尔物理学奖得主魏格纳运用量子力学推论灵魂的存在。这些言说引起哲学界、宗教界和科学界强烈的反响，至今余音不绝。

医学与哲学关于灵魂的对话并没有终结。

三、近现代意识哲学身体观：理性和理念统辖身体

意识哲学赋予理念（意识、精神、理性、主观）主体地位。意识哲学与身体哲学的根本分歧在于认为世界是以理念统辖身体为存在模式还是以身体统辖精神为存在模式。但这并不意味着意识哲学的大师们对身体的认识都是肤浅的。

康德毕生研究的问题是人类的理性认识能力。康德写道："我的理性全部旨趣（既有思辨的旨趣，又有实践的旨趣）汇合为以下三个问题：（1）我能够知道什么？（2）我应当做什么？（3）我可以希望做什么？"[①]

这个时期的康德，沉浸在对理性认识能力的追问中，身体没有进入他的法眼。晚年的康德对身体问题有所觉悟，为上述列举的三个问题之后添加了第四个问题：人（身体）是什么？康德阐发了他将身体作为哲学研究旨趣的理由："我们是具有身体自由理性的存在者。这有两点意味：我们的理性不得不在我们的身体中，或者是通过我们的身体被行使。因此，要行使我们的自由，我们就必须保存和发展我们的身体；但是，我们的理性也要作用于我们的身体。理性能力是人的身体和动物的身体区别所在。"[②]把身体看作是行使理性的手段，理性是人的基本性质，这是康德身体观的基本思想。

黑格尔是彻底的灵肉统一论者，他认为，研究灵魂和身体的区分与统一是哲学研究的重要问题："灵魂与身体并不是两种原来不同而后来联系在一起的东西，而是统摄于同样定性的统一整体。"在研究生命是什么的时候，"我们一方面得到身体的观念，另一方面得到灵魂的观念……身体与灵魂的区分对于哲学研究是极其重要的，灵魂与身体的统一也同样重大"。黑格尔这样界定身体在理念王国中的身份："我们应该把身体及其组织看成概念本身的有系统

---

① ［德］康德. 纯粹理性批判［M］. 邓晓芒，译. 北京：人民出版社，2004：612.

② ［美］保罗·盖耶尔. 康德［M］. 宫睿，译. 北京：人民出版社，2016：263-264.

的、有组织地外现于存在。"①身体和灵魂都是理念的外现,这是黑格尔身体观的基本命题。

四、托马斯·阿奎那等宗教人士的身体观:神学语境下的身体

宗教界人士对身体的研究成果,世俗社会不熟悉,虽然这些研究是在神学语境下的产物,文本方式和思维逻辑带有深深的宗教神学的气息,但其学术价值在身体思想发展史上具有承上启下的重要意义。

托马斯·阿奎那的身体哲学思想是宗教界人士身体研究的高峰。托马斯·阿奎那把理性引进神学,用"自然法则"论证"君权神圣"说。他认为人是灵魂和身体构成的复合实体,人的本质既包含灵魂,也包含身体。托马斯·阿奎那的身体哲学思想在两个层面上强调身体的三个统一和一个配合:第一个层面表现为灵魂与身体的统一;第二个层面表现为认识论上感觉与理智的统一、意志论上理性与欲望的统一以及人的整个精神活动中理智与意志的相互配合②。托马斯·阿奎那第一次明确提出了"全整的人"(也可译为"整全的人""整全人"等)的观念。其身体哲学思想不仅在系统化和科学性上超越了希腊以及他之前的基督教思想家的人学理论,而且在对人的全整性、个体性和在世性的认识方面对后世身体哲学思想的发展产生了深远的影响。

奥古斯丁认为,灵魂是人的本质,灵魂和身体是有主从关系的两个实体,"我的灵魂的身体是不同于灵魂的另一个实体"③。身体不能影响灵魂,灵魂可以控制身体:"身体不能作用于灵魂,但灵魂却在与身体的关系中或在身体中起作用,是上帝使灵魂高于身体并控制它的。"④

耶稣"道成肉身"、神人一体的存在方式,将《圣经》对身体的言说置于复杂心态之中:一方面身体因始祖罪孽,是原罪之身,"原来体贴肉体的,就是与神为仇";另一方面身体为上帝摹本,是灵性之体,"岂不知你们的身子就是圣灵的殿吗? 这圣灵是从神而来,住在你们里头的。并且你们不是自己的人"。一

---

① [德]黑格尔. 美学:第一卷[M]. 朱光潜,译. 北京:商务印书馆,1996:152-153.
② 白虹. 阿奎那人学思想研究[M]. 北京:人民出版社,2010:序.
③ [古罗马]圣·奥勒留·奥古斯丁. 论三位一体[M]. 周伟驰,译. 上海:上海人民出版社,2005:367.
④ [美]沙伦·M. 凯,保罗·汤姆森. 奥古斯丁[M]. 周伟驰,译. 北京:中华书局,2003:50.

方面,《圣经》将身体的病痛解释为上帝通过瘟疫将苦难施加于有罪之身;另一方面,多数基督教徒认为医疗有价值,况且耶稣本人就是一位能使跛子行走、盲人复明、受人爱戴的医者。

宗教机构出于维护上帝尊严的目的,对牧师职业和医师职业的划分是明确的:救赎精神的事情交给牧师,牧师以拯救灵魂为己任;治疗肉体的事情交给医师,医师以医治机体痛苦为己任[①],医学在神学的身旁发展。对尸体解剖实施禁令和有限度开放的情况都是存在的。中世纪,既有从刑场和墓地盗取尸体于昏暗密室进行人体解剖研究的地下研究者,也有于公共场合公开解剖的演示者。1482 年,教皇西斯都四世宣布解剖罪犯尸体合法;1537 年,教皇克雷芒七世允许医学院利用罪犯的尸体进行解剖教学[②]。

1553 年,西班牙医生塞尔维特《基督教的复兴》一书出版。书中提出肺循环理论,与教会所支持的盖伦的医学理论相左;同时书中有否认三位一体的言论。宗教裁判所视之为异端邪说,并据此对他进行缉捕并判处火刑。这一重要事件说明在十六七世纪,医学新思想和新技术激越萌生,与神学至重权威之间激烈交锋,身体哲学对医学发展的影响进入了极为重要的时期。

五、笛卡尔的身体观:身体是独立的,疾病是自然的

笛卡尔的身体观作为二元论哲学的组成部分,标志着近代西方哲学的兴起,对意识论哲学的建构和发展产生了巨大的影响;作为机械论哲学思想,其对近代医学的进步发挥了积极的作用。正确理解和评价笛卡尔的二元论和机械论身体观需要走近当年笛卡尔身处的社会环境,细读笛卡尔当时思绪万千、心潮起伏的故事,品味笛卡尔建构身心二元格局的初心和思虑。

笛卡尔在著作尚未公开出版之前给朋友写了一封信,告诉朋友他正在进行的二元论机械身体理论研究,"将力求把人体的整个机械解释透彻"[③]。1633 年 6 月 22 日,由 10 名枢机主教联席审讯伽利略,罪名是违背禁令和圣经教义。伽利略被迫跪在冰冷的石板地上,在教廷已写好的"悔过书"上签字。

---

① [英]罗伊·波特,等. 剑桥医学史[M]. 张大庆,等译. 长春:吉林人民出版社,2000:139-143.

② [美]霍莉·塔克. 输血的故事:科学革命中的医学与谋杀[M]. 李珊珊,朱鹏,译. 北京:科学出版社,2016:27.

③ [法]皮埃尔·弗雷德里斯. 勒内·笛卡尔先生在他的时代[M]. 管震湖,译. 北京:商务印书馆,1997:308.

主审官宣布：判处伽利略终身监禁。笛卡尔闻此写信给朋友说："我大吃一惊，以至于差不多下了决心烧掉我所写的一切，至少不让人看见那些材料……假如这一学说错误，我的哲学的一切基础也就错了……至于我自己，我只求休息和心灵安静。"①

笛卡尔时代，基督教把持着思想话语权，宗教势力对哲学和医学维持高压势态，扼守着哲学和医学发展的空间。为了追求理性世界的真理，冲决宗教哲学的羁绊，超越自然哲学的局限，克服身体感性经验的弊端，笛卡尔宣布之前的一切哲学观念都是可疑的，只有"我思"是不可怀疑的。因此，笛卡尔提出了"我思故我在"的哲学命题。笛卡尔的"我"是过滤了身体的感性经验的抽象，"思"是超越身体的精神现象。笛卡尔身心二元论哲学的基本命题是，身体和心灵是彼此独立的、属性迥异的两个实体。笛卡尔承认身体的实体性地位，但是，身体和心灵不是平等的："我的灵魂……是完全、真正跟我的肉体有分别的，灵魂可以没有肉体而存在。"②1641年，笛卡尔在《第一哲学沉思集》中正式阐述了机械论身体观："我把人的肉体看成是由骨骼、神经、筋肉、血管、血液和皮肤组成的一架机器一样，即使里边没有精神，也并不妨碍它跟现在完全一样的方式来动作。"③笛卡尔言说的身体，是与意识离异的机械结构，这是笛卡尔二元论的逻辑基础，也是其身体学说的本质所在。但在当时的历史条件下，笛卡尔赋予身体以独立性，具有重要的医学价值。

首先，身体是独立的实体，不是教义和灵魂的附属。灵魂是上帝管理的宠物，身体是医学研究的对象。面对柏拉图、基督教的思想联盟，笛卡尔的二元论机械身体观抵抗灵魂、上帝的霸权，将身体从宗教和灵魂羁押中解放出来交给医学，为医学的发展争取自由空间。

其次，身体是自然物，健康和疾病是自然过程。二元论机械身体观告知世界：身体自然如机器，无论是健康状态还是疾病状态都是一种自然真实的状态："我很容易认识到，既然这个身体，比如说，是水肿病患者，他自然就由于喉咙发干感到难受，喉咙发干习惯地给精神以渴的感觉，因而趋向于引动他的神经和其他部分让他要求喝水……这和他没病时由于喉咙发干而喝水以应对身

---

① [法]皮埃尔·弗雷德里斯.勒内·笛卡尔先生在他的时代[M].管震湖，译.北京：商务印书馆，1997：181.

② [法]笛卡尔.第一哲学沉思集[J].庞景仁，译.北京：商务印书馆，1986：82.

③ [法]笛卡尔.第一哲学沉思集[J].庞景仁，译.北京：商务印书馆，1986：88-89.

体的需要是同样自然的。"①机械钟表出毛病可以被维修,身体出了毛病,医生可以如修理钟表一样对身体进行诊疗救治。

最后,判明事物间的联系是研究疾病的重要方法。笛卡尔认为,如同查明排除机械故障要查明原因一样,医生研究疾病也要查明病因:"如果我们充分认识了各种疾病的原因,充分认识了自然界向我们提供的一切药物,我们是可以免除无数种身体疾病和精神疾病,甚至可以免除衰老,延年益寿的。"②

洛伊斯·N.玛格纳客观地评价了笛卡尔的机械论身体观对医学发展的重要作用:"笛卡尔的著作为用机械方法研究疾病提供了一个哲学框架,他的著作影响了好几代科学家。"③

六、斯宾诺莎的身体观:没有身体的解放,就没有思想的解放

斯宾诺莎拒绝了笛卡尔的身心二元论,主张身体和心灵具有平等地位。斯宾诺莎批评意识哲学把精神作为讨论的主题,但作为肉体存在的人们却不知道肉体能做什么④。

在《伦理学》的第一部分中,斯宾诺莎指出,思想和广延虽然是可区分的,但却是同一实体的属性,即上帝或自然。他在《伦理学》的第二部分提出了关于身体的六个假设,阐发了他的人体观:人体是由许多独立的部分组成的,具有不同的性质,每一个部分本身都是极其复杂的。

在《伦理学》第二部分的命题十三中,斯宾诺莎提出了其身体观中最经典的名句,指出构成人体心灵的实体是身体:"构成人的心灵的观念的对象只是身体或某种现实存在着的广延的样式,而不是别的。"⑤

他在命题二十六中写道:"人类的心灵不认为任何外在的物体是真实存在的,除非通过自己身体的修改(情感)。"⑥斯宾诺莎揭示了在认识过程中是从身体到心灵的机制。他认为身体对心灵内容的塑造要比心灵对身体内容的塑造

① [法]笛卡尔. 第一哲学沉思集[J]. 庞景仁,译. 北京:商务印书馆,1986:89.

② [法]笛卡尔. 第一哲学沉思集[J]. 庞景仁,译. 北京:商务印书馆,1986:49-50.

③ [美]洛伊斯·N.玛格纳. 生命科学史[M]. 刘学礼,译. 上海:上海人民出版社,2009:175.

④ [荷]斯宾诺莎. 伦理学[M]. 贺麟,译. 北京:商务印书馆,1997,56.

⑤ [荷]斯宾诺莎. 斯宾诺莎文集,伦理学[M]. 第4卷. 贺麟,译. 北京:商务印书馆,2014:54.

⑥ [葡]安东尼奥·达马西奥. 寻找斯宾诺莎[M]. 周仁来,周士琛,等译. 北京:中国纺织出版社,2022:133.

更为重要。

斯宾诺莎的身体观是超越时代的，虽然他的《伦理学》在很长时间内没有受到重视，但思想家们还是注意到了其宝贵的学术价值。德勒兹称斯宾诺莎的《伦理学》是关于身体的最伟大的著作，神经科学家、哲学教授安东尼奥·达马西奥在其著作《寻找斯宾诺莎》一书中给予斯宾诺莎身体学说以高度评价。而最值得人们记住的是斯宾诺沙的这句话："没有身体的解放，就没有思想的解放"。①

七、尼采的身体观：上帝已死，唯有身体

尼采思想的故乡，有两位健康身体的至尊：酒神狄俄尼索斯和哲学家赫拉克利特。火与酒碰撞的权力意志和生命激情，就是尼采心中身体的典范。然而，在柏拉图哲学和基督教哲学统辖之下，理性扑灭了身体激情之火，上帝禁止了身体欢乐之酒，身体负载着内疚和原罪陷落病态之中。面对发轫于柏拉图意识哲学的传统价值体系和宗教哲学对身体的贬损与伤害，尼采发出了身体哲学振聋发聩的、愤懑的怒吼：一切从身体出发，以身体为准绳！尼采说："根本的问题是，要以身体为出发点，并且以身体为线索。"②他以无所畏惧的哲人姿态断然否定泯灭人的心灵自由的基督教哲学和扼杀人的生命意志的理性哲学，振臂一呼：上帝已死，唯有身体！要求重估一切价值。尼采认为，人的肉体是大理智，精神思维是为肉体服务的一个小理智③。因此，上帝和形而上学不值得信仰。

在尼采那里，权力意志就是身体，身体就是一切。强力意志哲学其实质就是身体哲学④。尼采的身体哲学思想以极其强烈的冲击力动摇了意识哲学和宗教哲学一统哲学世界的根基。关于身体和医学，尼采的名言堪称为身体哲学登上世界哲学舞台打开局面的金句。尼采说："我完完全全是身体，哲学就是医学或生理学。"⑤

---

① Montag W. Bodies，masses，power：spinoza and his contemporarie[M]. London：Verso，1999：21.

② ［德］尼采. 权力意志：重估一切价值的尝试[M]. 凌素心，译. 北京：商务印书馆，1991：178.

③ ［德］尼采. 查拉图斯特拉如是说[M]. 尹溟，译. 北京：文化艺术出版社，1987：31.

④ ［英］克里斯·希林. 身体与社会理论[M]. 李康，译. 北京：北京大学出版社，2010：7-11.

⑤ ［德］尼采. 查拉图斯特拉如是说[M]. 余鸿荣，译. 哈尔滨：北方文艺出版社，1988：31.

尼采引领哲学向身体哲学转向。他告诉世人，身体是世界的根本，是哲学研究的根本，是阐扬真理的根本。尼采的权力意志本体论是身体本体论，世界因为身体而获得意义，人类因为身体而显现价值。在尼采看来，基督教哲学以上帝的名义藐视身体，意识哲学以理性的名义轻视身体，启蒙哲学以个性的名义浅化身体，都没有将身体归于世界中心的地位。

尼采，是放火烧荒，将身体引入哲学殿堂的先驱。

八、弗洛伊德的身体观：力比多身体在潜意识中涌动

弗洛伊德的精神分析学说独辟蹊径地弥合被撕裂的身体，揭示欲望与理智、意识与潜意识的交互是身体存在的本色；揭示潜意识、无意识和本我对展示身体欲望和动能的价值，揭示意识活动与身体不可裂解的内在一致性。

弗洛伊德的精神大厦由意识、前意识和潜意识三个层次构成。潜意识理论是弗洛伊德学说的精华。潜意识是与文化抵触的原始冲动、本能欲望。这种欲望和冲动与个体所处的社会风俗习惯、道德、法律是相互冲突的，是社会所不能接受的。因此，被压抑到心理的最底层——潜意识领域。潜意识是彰显身体和人性的原本的精神活动。潜意识的内容，往往是身体自然的倾向，是未加修饰和矫正的本性流露。潜意识试图逃避意识管理和社会规范的修正，经常处于同意识的冲撞之中。潜意识以各种方式影响意识，是人类精神生活和身体的重要表征。

意识和潜意识是身体的共在，是身体的根本特征和本质属性。身体的存在是意识和潜意识产生的前提，意识和潜意识的存在是身体活动的内核。意识始终伴随着身体活动的全过程，永久性的丧失意识意味着生命的丧失。意识对身体活动的管理本身就是生命活动的表征。能否进行有效的身体管理，是意识是否正常的标志，也是生命的重要体征。解读生命必须解读意识和潜意识，对意识和潜意识的理解，标志和决定着对身体的理解深度。

意识使人成为人。因为意识和潜意识，人猿相揖别；因为意识和潜意识，人类拥有了无与伦比的文化和精神生活；因为意识和潜意识，人类创造了令人炫目的物质财富；也因为意识和潜意识，人类饱尝其他生命所无法领略的精神痛苦、心理体验。意识和潜意识的状态直接影响人类的健康状态。

人作为意识主体，研究自己的意识和潜意识，是人类对自我本质的哲学认识，是最为深刻的反省和反思。意识和潜意识研究，与主体研究客体不同，这种主体以独特的角色、独特的角度、独特的体验、独特的感受对自身的探索是一种独特的文化现象，是人类行为最显著的特征——只有人类理解这样做的

意义和价值。弗洛伊德学说是人类思想史上的丰碑。西方学者这样评价弗洛伊德的潜意识理论：哥白尼的太阳中心学说打破了人居住的地球是宇宙中心的妄想；达尔文的进化论使人看到了人类和动物的血缘关系；弗洛伊德的潜意识本我揭示了人性丑恶的一面，再次给自恋的人类以沉重的打击。现在看来，这个评价并不准确。从身体哲学的角度看，弗洛伊德学说的贡献在于对身体冲动与理智共在本质的阐发，给予力比多身体合法的身份和肯定，从根本上反驳了身心二元论的主张，打开了人类理解自己、理解身体的目障。

九、福柯的身体观：被规训的身体

福柯在 20 世纪 70 年代研究监狱犯人人权状况的经历对他的身体观的形成产生了很大的影响。当时的福柯投身社会活动，关心监狱中犯人的人权状况，收集整理监狱制度日常运作的详细过程，掌握犯人的身体受到规训和惩罚的实况，与萨特一起出席声援监狱犯人的抗议游行。曾经冒着危险前往西班牙抗议独裁者佛朗哥对政治犯的死刑判决。这样的经历使他对权力与身体的关系有了独特的视角，并从这个视角透视社会权力组织的深层结构及由此而来的监禁、惩戒过程的运作。《规训与惩罚》就是他对权力与身体关系思考的心路记录。

福柯将自己对社会历史的研究定名为"谱系学"。这是从身体出发建构的独特的社会历史研究方法。福柯的谱系学的特点是，旨在从身体的视角审视"现在的历史"和"真实的历史"，它考察产生知识的真理体制和求真意识是如何在某种权力形式和权力关系中诞生的。谱系学的方法是以分析权力与身体的关系为内容的一种生命政治的分析方法。福柯认为权力是身体的政治技术，身体是社会的各种组织形式和各种权力技术运作的焦点，身体和权力的关系成为历史发展的核心叙事。身体是具有生产力的存在，身体生产了社会和历史。身体的生产就是社会的生产，因而身体总是在与权力的牴牾中存在。在福柯看来，社会惩罚的机制，"最终涉及的总是身体，身体总是卷入政治领域中，权力关系总是直接控制它，干预它，给它打上标记，训练它，折磨它，强迫它完成某些任务，表现某些仪式或发出某些信号"①。身体的这种被宰制、改造、矫正和规范，福柯称为身体规训。福柯心中理想的健康的身体，是远离权力控制的身体。福柯这样描述他追求的身体："有一种无政府主义式的身体，它的

---

① ［法］米歇尔·福柯. 规训与惩罚［M］. 刘北成，杨远婴，译. 北京：生活·读书·新知三联书店，1999：27.

等级、区域化、排列，或者说，它的机体，正处在解体的过程中。这个身体完全被快感所锻造，它自我敞开，自由地兴奋着、跃动着。"①

福柯用身体践行和体验自己的身体观。作为同性恋者，福柯在旧金山同性恋社群中体验绑缚与调教（bondage ＆ discipline，即 B/D）、支配与臣服（dominance ＆ submission，即 D/S）、施虐与受虐（sadism ＆ masochism，即 S/M）带来的身体的巅峰感受。当时的人们并不了解艾滋病，福柯在 BDSM 社群活动中被感染。1984 年 6 月 25 日，福柯因艾滋病逝世于巴黎。福柯本人不后悔自己纵情身体之举，福柯为之付出毁灭身体的代价令世人震撼和惋惜。

福柯选择监狱和医院作为权力规训身体的样本进行微观分析，揭示身体与政治关系中深层的问题，促醒世界反思身体在政治社会中的地位和命运这一宏大主题，在身体研究中占据独特的地位。

第二节　生物医学的身体学说

诺贝尔物理学奖获得者埃尔温·薛定谔的《生命是什么》告诉人们，生命是一个有序的系统（负熵），身体也是这样。从生物医学的角度看，身体统一于DNA（脱氧核糖核酸）。DNA 是若干元素按照经典物理和量子物理方式的有序组合。身体的独特性体现为生物性征与社会性征的不可裂解性。毫无疑问，生物身体与社会身体是无法分解的一体结构，在这个意义上可以说，人类的需要——生理的、心理的和社会的——均源自身体的需要；人类的一切活动——个体的、民族的和国家的——均源自身体的动机。身体是人类社会存在和发展的根本，是人的世界中所有意义的归宿，是世俗价值评价的终极标准。

不同文化、不同学科、不同学者面对同一个身体可以做出不同的解读，但不同医生、不同科室、不同医院面对的身体都是异体同质的、由生物材质构成的有机体。生物医学研究的身体，是"自在的身体"，即自然演进的、不受主观因素左右的、生物性的组织、结构、功能、心理、思维的多维统一体。生物医学研究的内容是身体的自然属性和生物属性。而正因为具有差异性的自然属性

---

① Foucault M. Foucault Life[M]. New York：Semiotext(e) 1996：186-187.

和生物属性,才形成了人类和个体;身体是人的生命现象存在的基本条件,生物医学身体学说因此成为身体理论大厦的奠基石。

一、生物医学身体学说：身体演进的智慧

（一）身体的使命与智慧

身体存在的使命是什么？是维系健康？不,健康只是身体存在的状态之一。生物医学身体存在的基本使命是繁殖和生长。身体的生长取决于能量的获取。正是为获取优质能量的内驱力,身体推动着人类从三四百万年前的狩猎采集文明走向农业文明和工业文明。繁殖是身体使命的核心环节。能够完成生殖行为的身体,即使是有缺憾的,也会因获得了遗传的机会而延续下去。生殖,是身体存在的命脉,是身体的终极使命。

身体是充满智慧的杰作。种种精妙绝伦的安排,使得身体各个组织与器官能够恰如其分地为维系身体的使命而协调运作。荷尔蒙的发现者欧内斯特·斯塔林(1923 年)、内稳态学说的提出者坎农(1932 年)、诺贝尔医学或生理学奖获得者谢灵顿(1938 年)先后都用"身体的智慧"为题举行激动人心的学术讲座。耶鲁大学医学院的外科大夫舍温·努兰更是出版了《身体的智慧》一书,通过惊心动魄的诊疗叙事阐述身体奇迹。智慧的身体使我们得以获得各种美妙的感受,是各种幸福的根基;智慧的身体使我们获得免疫保护和修复功能,是决定医学干预成败的关键。身体,不只是一些组织和器官的总和,身体正如《圣经·约伯记》所言:"智慧就在体内与心中。"

维持身体的稳态是身体智慧的杰出表现。只要有部分出现失衡,身体相关部分会立刻捕捉到信息,启动防范机制,迅速采取相关应对,展开修正行为。19 世纪中叶,法国生理学家伯纳德首先用"内环境"一词描述外界环境变动,并不能打破动物体内保持的一定的平衡状态。20 世纪 20 年代,生理学家坎农阐述了"内稳态"思想:当体内环境受到干扰时,身体会启动保护机制,使之趋于平衡。

（二）身体的共通性和差异性

不同人种的身体,无论是结构还是功能都表现出异体同质、异体同构的共通性。身体由 75 万亿个细胞构成,人体细胞的平均直径在 10～20 微米之间,结构由沟通内外的细胞膜、驻扎 NDA 的细胞核和细胞质构成。DNA 中核苷酸的排列顺序和复制机制,是解读身体的基因密码,身体的一切生理性征如结构、功能、身高、容貌以及生老病死等等,全部潜在地、预设地刻写在其中。

DNA 双螺旋结构的发现者克里克这样描述：DNA 制造 RNA(核糖核酸)，RNA 又制造蛋白质，这就是作为一个物质系统的身体的由来①。

"人类基因组计划"揭开了个体身体的本真面貌。身体基因总数在 3 万到 3.5 万个之间，所有人的身体都具有 99.99％的相同基因，任何两个不同个体之间大约每 1 000 核苷酸序列中会有一个不同，这被称为单核苷酸多态性(single nucleoticle polymorphism，SNP)，每个人都有自己的一套 SNP，它对"个性"起着决定的作用。2006 年 11 月，由美国科学家领导的国际科研小组成功绘制出基因复制过程中出现不同突变的复制变异(copy number variations，CNV)图。全球 13 个研究中心联合对大片段 DNA 的复制/消失差异现象进行研究发现，每个人体内都存在独一无二的 DNA 片段重复和缺失。DNA 片段不同，CNV 不同；DNA 片段相同时，CNV 也会因或缺失或重复的差异而不同。这些差异综合作用，使基因差异巨大且复杂。近年来，随着测序技术的快速发展，被鉴定发现的 CNV 数量越来越多，已有超过数万个 CNV 位点被记录在数据库(Database of Genomic Variation)，这些 CNV 所覆盖的染色体范围约占人类全基因组的 20％以上②。每一个身体及其疾病状态都可能存在个体差异的命题，由此获得了基因组学的依据。

个体身体差异是临床诊疗复杂性的内在根源，总是制约着医学干预的效果，常常成为临床救治失败的主因，有时还会因此而付出生命的代价。"医生们所学的医学也只是千百年来人类总结出的一点点微不足道的体会和经验，相对于极其复杂的身体，只能说是沧海一粟。千万个不同的人有千万种不同的情况，所有的治疗方法都不是千篇一律的，不可能照搬于所有人。个体化的判断和诊治要靠每个医生在临床实践中认真琢磨和总结，有时甚至要以生命为代价。"③北京宣武医院凌峰教授处理过这样一宗医案：

案例 5

一位脊髓血管畸形的患者状告上海的某家大医院，说他们误诊导致患者瘫痪加重。上海的一家电视台和一些律师对此事非常感兴趣，对此进行了调查和报道。他们去找治疗脊髓血管畸形的中国权威专家凌峰教授时，已经对赢

---

① 郭晓强. 中心法则的提出者：克里克[J]. 生物学通报，2008，43(3)：60-63.
② 胡力文，杨康. 基因拷贝数变异与人类疾病[J]. 生命科学，2017(4)：371-379.
③ 孙晓飞. 用心：神经外科医生沉思录[M]. 北京：商务印书馆，2019：21.

得官司志在必得了。凌峰教授仔细了解了患者的整个诊治过程,发现医院没有任何责任不明或态度不当,只是这种病太少见了,他们不了解,所以没有正确地诊断出来。凌教授对记者和律师解释了医学的复杂性和未知性。她比喻道:天上的星星很多,天文学家也不能一一认全;地下的宝藏很多,地质学家也未能全部探明。你们为什么不去告他们? 因为你们知道这是不可能都解决的。身体跟宇宙一样复杂,所包含的秘密比地下宝藏还多,医生们怎么可能都知道? 不知道就要吃官司,以后谁还敢当医生? 更没人去研究身体和医学了。那人类还能繁衍和进步吗? 记者和律师都听明白了,他们取消了报道和诉讼①。

对于医学而言,个体身体的差异性,是身体主体间性最基本的特征和属性。

(三)"脑体二元论"批判

神经科学家倾向于将意识归结于脑。他们认为,"意识是作为一种特殊的脑的过程出现的"②。这是"脑体二元论"的典型表达。"脑体二元论"是笛卡尔二元论哲学在神经科学中的表现,将只能归结于作为整体的身体才有意义的属性归结于脑。与笛卡尔主义者将人的心理活动归结于心一样,神经科学用物质性的脑取代了笛卡尔非物质性的心,但却保留了二元论思想的基本的逻辑结构③。

意识、思维和心理活动,是身体最令人着迷的特征。"意识是人脑的机能或属性"这一界定意识与人脑关系的命题,是半个多世纪以来写入教科书的定论。诚然,因为意识、思维和心理活动,人与其他动物有了根本的区别;人的语言、爱情和心智都离不开意识和心理活动的参与;思维活动的"意向性"使得人有可能与外部世界的种种事物建立关联;具有感受性和自我意识,是与他人形成身体主体间性的连接。探索脑是如何产生意识的问题,一直是脑科学研究者为之努力并烦恼的事业。虽然解开脑与意识之谜还需假以时日,但神经科学近几十年来的进展已经证明:意识、心理、思维活动、感受、认知等,都是身体的属性而不是身体的某些部分(尤其不是脑)的属性④。"意识是人脑的机能

① 孙晓飞. 用心:神经外科医生沉思录[M]. 北京:商务印书馆,2019:22.
② [澳]贝内特,[英]哈克. 神经科学的哲学基础[M]. 张立,等译. 杭州:浙江大学出版社,2008:250.
③ [澳]贝内特,[英]哈克. 神经科学的哲学基础[M]. 张立,等译. 杭州:浙江大学出版社,2008:113.
④ [澳]贝内特,[英]哈克. 神经科学的哲学基础[M]. 张立,等译. 杭州:浙江大学出版社,2008,导言:3.

或属性"的命题裂解了脑与身体的联系,消弭了身体对意识、心理和思维活动的基础地位和决定性的作用。

思维的主体不是脑,而是人,是人的身体。不是脑小心翼翼、专心致志地做手术,而是外科医生,是外科医生身体的全部投入;不是脑在极为精彩地演奏《月光奏鸣曲》,而是演奏师,是演奏师身体激情的运作;是辩手在辩论赛中展示高超的智慧,在辩论中巧妙而严谨地推理,而不是脑。脑并没有主张什么。脑不仅不是思考的主体,也不是思考的场所。思考并不是在脑中发生的,而是当某人在图书馆学习的时候发生,或当某人在沿街行走时发生①。

脑是身体的一部分。脑的功能只有在身体的环境下才能产生。离开了身体的脑和离开了脑的身体一样是不可想象的。

(四)身体的生物演化与文化演化

身体的生物演化是一个充满未知的复杂过程。智慧的身体拥有一套令人叹为观止的、行之有效的身体犒赏—惩戒机制。身体犒赏—惩戒机制的根本目标是有利于繁殖;对象是与身体生存繁衍密切相关的行为;方式是给予身体以满足感(如饮食行为获得的满足感)、愉悦感(性行为获得的愉悦感)以示犒赏,或给予身体以恐惧感(遭遇危险时获得的恐惧感)、痛楚感(罹患疾病时获得的痛楚感)以示惩戒;作用是推动身体生物演化在历史长河中稳步前行。身体生物演化的故事跨越了漫长辽阔的时空。600万年前,非洲的古人类因气候变化导致食物短缺,逐渐适应了有利于采集活动和减少移动身体时能耗的直立行走方式;400万年前的南方古猿主要靠采集果实获取能量;大约200万年前,出现了脑容量增大,适宜狩猎与采集的接近近代人类的身体;经过长期的生物进化,产生了拥有语言、文化和合作能力的现代人身体。生物进化并不是一个不断地使得身体向着完美的方向前进的力量。其实,身体在生物进化过程中并没有变得更健康,相反,生物进化的目的似乎只有一个:身体要在艰难的情况下拥有更多的后代;而且,如果身体未能适应生物进化环境,那么,身体就会罹患失配性疾病。

赋予身体最为重要改变的,不是生物演化,而是文化演化。古人类向现代人的演化之旅充满竞争,最后胜出的就是现代人类,奥秘就在于身体的文化演化:狩猎采集中的有效合作;身体之间结成的社会关系;行为方式、知识、信

---

① [澳]贝内特,[英]哈克. 神经科学的哲学基础[M]. 张立,等译. 杭州:浙江大学出版社,2008:185.

仰、宗教、价值观。与生物进化不同的是，文化进化有两个主要特征：速度快、程度深；人的主观意识参与其中，如创造农业、制造计算机和机器人等等。文化进化的两种重要类型——农业革命和工业革命，从根本上改变了身体。在农业革命中，耕种食物取代了狩猎和采集；工业革命中，人们开始用机器代替身体。这两次文化进化，从根本上改变了食物结构及其能量和质量，改变了人类的生产方式和生活方式。

文化演化的精华是语言，语言是身体之声，语言是身体的本质表现之一。语言支撑着身体的思想、情感和行为；身体支撑着语言的形成、发展和运用。人类的语言之所以可能，首先取决于发声构造上与动物有重要区别：人脑能够极其准确和迅速地控制舌头和其他结构的运动形成发出语音所需要的不同声道的形状；现代人的面部短而平造就了特有的声道结构，形成了特有的声学效果，能够满足发出各种元音和辅音的需要。其他哺乳动物鼻子和咽部分别与两个分离的管道相连，空气从内侧管道行走，食物和水从外侧通过。人类声道没有管中套管的构造，而是在舌后部形成了一个共有的腔，空气和食物都从这里经过再分别进入食管和气道。正是这样一种构造，使得身体具有几近完美的音质和音量，可以有各种复杂的音色用以表达复杂的情感；也正是这样一种构造，导致身体有被食物窒息的风险，噎食死亡的意外时有发生。这是身体为了能够把话说清楚而付出的代价。

（五）身体的环境

身体的环境，由影响身体存在的一系列重大事件构成：农业革命、工业革命、技术进步、文化因素、生活方式。

在农业的万年演化历史中，农作物的驯化和培育，对身体产生了深远的意义。野生小麦（10 000 年，西亚）、南瓜（10 000 年，中美洲）、水稻（9 000 年，长江流域）、小米（8 000 年，黄河流域）、红薯（8 000 年，墨西哥）、大麦（7 000 年，西亚）、土豆（7 000 年，美洲）、玉米（6 500 年，中美洲）等，先后在世界各地被驯化成功，身体由此获得了祖先们从未有过的食物保障，即使是在大雪封山无猎可狩的几个月中，身体也可以避免由于饥饿而死亡的结局。身体把农业革命带来的盈余投入生育更多的孩子中，家庭、村落、集镇、城市成为身体新的居所。农业革命是社会文明的条件，它带来的部分人类温饱，催生了哲学、文学、艺术、科学的产生；农业革命是社会分层的基础，贫富分化、社会罪恶由此肇始；农业革命深刻地改变了身体环境，改变了饮食结构、行为方式；农业革命与病原体直接关联，从龋齿到霍乱，这些失配性疾病出现的致因都与农业革命有关。

18世纪开始的工业革命,是技术、经济、科学和社会变革交相呼应的综合体,成为一种史无前例的巨大力量,迅猛地改变了历史的进程,百年之内就重塑地球的环境,重塑身体的环境。身体的衣食住行、交际联络、工作学习、生老病死全部掌控在工业社会的网络中。身体的饮食、运动、休息、睡眠都保持着工业发展所需要的节奏和内容。

技术进步对身体而言是祸福相依的。纵观技术发展的历史,技术一直是沿着适应身体、解放身体的路线行进。如蒸汽机、纺纱机、自行车、汽车、飞机的发明。通过技术可以更深刻地认识身体,更彻底地展示身体的潜能。近几十年来,技术的发展已经超越了为身体服务的疆界。技术异化的势头来势汹汹,技术已经不满足于身体助手的角色,而是大有替代身体、掌控身体之势。如具有人体部分功能的机器人。尤其是医学和技术的结合,已经走到了准备移植人脑、修改婴儿DNA、定制婴儿的危险境地。身体安全的警笛已经响起。

（六）身体与医学进步

医学是研究和护卫身体健康之学。对身体的探究是医学进步的驱动力。医学进步的标志一是有关身体本身的发现,二是对身体探究手段的发明。

尸体解剖,是探索身体内在结构的第一步。1543年,布鲁塞尔解剖学家维萨里的《人体构造》宣告了一个观念的诞生:身体①。17世纪到19世纪的300年间,医学上一系列的发现,极大地促进了医学对身体的了解。列文虎克的显微镜展示了身体的细小结构,马尔皮基在显微镜下观察肝脾肾等器官的组织学构造;基于人体解剖的基础上,莫尔干尼和比夏分别建立了病理解剖学和组织学;奥恩布鲁格发明的叩诊法通过胸部不同声音判定不同的病灶;施莱登和施旺的细胞学揭示了身体构成的基本单位;美国遗传学家、生物学家沃尔特·萨顿提出了遗传基因在染色体上的学说;德国医学家魏尔啸的细胞病理学刷新了医学对疾病的认识;微生物学的一系列重大发现降低了感染性疾病对身体致命威胁的程度,微生物致病菌被巴斯德发现后,成千上万的生灵从炭疽、霍乱、伤寒、鼠疫、白喉的魔爪下得以幸存。一系列药物的发明,如磺胺、青霉素、维生素等,挽救了无以计数的生命。同时,由于卫生条件的改善和疫苗的广泛接种,身体抵御感染性疾病的力量日渐强大,感染性疾病的死亡率大幅

---

① ［法］大卫·勒布雷东. 人类身体史和现代性[M]. 王圆圆,译. 上海:上海文艺出版社,2010:64.

度下降,伤残负担大幅度下降,婴幼儿成活率显著提高,人的平均寿命显著提高。探究身体的技术手段在 19 世纪实现了革命性的飞跃:法国医学家雷奈克发明了听诊器、意大利人里瓦·罗克西发明血压计、德国医生伦琴发现 X 射线。一直到 20 世纪 70 年代,CT(计算机体层摄影)和 MRI(核磁共振成像)的问世,使得医学对身体的认识达到了从未有过的高峰。

随着身体存活时间的增长,医学面临的主要问题已经由感染性疾病转移至非感染性疾病,如肿瘤、冠心病、糖尿病、高血压、精神心理疾病等等。身体面对的危险因素是体重指数增大、吸烟和运动量不足。农业革命带来的失配性疾病,现代医学只能够解决其中的一部分;同时,对升级和新产生的非感染性失配性疾病的防治,医学尚在艰难的努力之中。身体的许多特征与生物演化的环境相适应,但与文化演化不相适应,由此而产生的疾病可称之为失配性疾病。如 2 型糖尿病的产生主要是因为身体对现代社会体力活动减少和现代饮食结构的转变适应不足。失配性疾病已然成为严重困扰身体的一大类疾患,如常见的感染、营养不良、肥胖、动脉硬化、骨质疏松和近视。身体的失配性疾病是预防和治疗的难点,因为导致失配性疾病的社会进化因素很难或者根本不可能改变。

身体和身体的疾病是一个复杂性问题,日新月异的当代医学还有很多难题尚未解决,无论是在生物技术方面还是在伦理法律方面都是这样。

二、生物医学的身体价值:世界意义的原点

(一)人类世界存在的始基

身体是构成世界的核心元素,身体的存在,是世界存在的前提;文化现象诸如政治、经济、科学、教育、文学、艺术等,都是身体发生场上的营造和运作。人类的特征如意识、语言和行为首先依赖于身体的生物学性征:大脑、发音系统的生理构造、便于直立行走的骨骼系统。人类的饮食、求偶、交流、欲望乃至思考,都是由生物学的身体在支撑。人类世界的一切存在,都是围绕着身体的这些根本特征而展开的:物质生产、社会组织、管理活动、利益争夺、国际争端、战火硝烟、科学技术直至哲学思考。因此,在人类世界中,如果讨论何者是人类世界的始基,何者在万事万物中具有至上性的话,非身体莫属。

(二)人类文明进步的动力

身体是人类文明的驱动力。身体不断繁殖的成果,身体永无止境的欲望,推动着生产力的发展,改变着生产关系,塑造着意识形态,生成着社会建构。

身体是政治的范本,基因的行为是政治行为的注脚。1976 年英国皇家科学院院士、牛津大学教授理查德·道金斯所著《自私的基因》一书出版。道金斯认为,基因的本质是自私的,它们控制了生物的各种活动和行为,目的就是使基因本身能更多、更快地复制,只要能达到这一目的,基因是无所而不为的。不同的基因组合在一起,是基因之间的一种互相利用,目的是为了得到更好的复制。身体的一切行为最终都归结于基因的"自私"。身体间、集团间、民族间、国家间的一切活动,都是利益的协调甚至争夺;一切战争都是能源战争、利益战争。

(三)人类价值的载体

身体令人敬畏。身体,是人的世界中一切意义的原点、根据和标准;世界通过身体获得理解;身体通过世界得到解读。从人们熟知的各种隐喻中可以体察到身体的这种魅力。"身体如同机器"的隐喻在过去的几百年中对于理解身体的物理结构与功能取得了巨大的成功,现如今,高科技仿真身体的机器人正在挑战世界、挑战身体;"身体如同机器"的隐喻同样在挑战着医学,医学已然开始利用基因技术设计身体,利用器官移植重组身体。面对身体,医学将走向何方?

身体成就了医学,医学即身体之学;医学救助着身体,身体需要医学提供全过程、多方位、多层次的医学关怀。

三、身体学说之间的关系:身体哲学的引领

(一)生物医学的身体学说:为体、为用

身体学说是关于身体的学问。身体是人的世界存在的理由和根据,因此,身体学说是根本之学。身体学说是一个大家族,成员众多,如身体哲学、身体伦理学、身体社会学、身体人类学、身体美学等等,但无论是从哪一个视角做身体的学问,都只是研究身体的某一个方面的性质、属性、特征、行为等问题,都是身体学说的具体化和专门化。无论如何,生物医学身体学说都是身体学说基础的平台或平台的基础。在这个平台之上,身体学说的各种理论得以生发;在这个基础之上,身体学说的各种思想得以成熟。因此,生物医学身体学说对其他身体学说而言为体、为用。

(二)身体哲学的身体理论:为本、为意

身体哲学是身体学说形而上的思考,是对生物医学身体学说的哲学凝炼,揭示着身体的哲学本质和终极反思。身体哲学揭示了身体才是主体性的存在,是人类认知和实践活动的基础和依据。人的行为活动和心理活动,是身体

整体性的表现和反映。理性认识是身体多器官综合作用而并非由大脑独立活动的产物,非理性因素同样也是身体认知、活力的重要力量。

身体理论的各门学科将各自学科的视角聚焦于身体,解读身体的不同存在形态;同时,在身体学说的大家族中,不同学说、不同理论之间互为表里,相互交融,这是因为只有一个身体。不同学科研究的是同一身体的不同层面、不同侧面,而生物学的身体、心理学的身体、社会学的身体和身体哲学的身体原本就是一个身体。在身体学说的团队中,身体哲学的身份是特殊的,它从反思和批判的视角对患者的身体作形而上的思考,并为其他身体学说提供元理论和元方法。身体哲学对其他身体学说而言为本、为意。

（三）医学身体哲学的身体理论：为爱、为情

医学是研究患者身体的学问。从生物医学的角度而言,关注患者身体的生理和病理性征是必要的、理所应当的。医学身体哲学是以患者身体的一般性问题为研究对象的理论体系,关注患者的身体,注重患者的具身感受、具身情绪和具身认知,通过研究患者的身体而走近患者的精神世界,通过医学对患者身体的具身情绪关怀、具身技术关怀、具身服务关怀体现对患者的关爱和具身终极关怀。

于医学身体哲学而言,生物医学的身体学说是必需的,但止于此形而上的高度不够。生物医学身体学说为医学身体哲学提供基础理论。生物医学身体学说的阙如,医学身体哲学因缺乏坚实的基础、缺乏统一的语境而不成为系统学科;医学身体哲学的身体理论、身体哲学的形而上是必需的,但止步于此深入医学实践的深度不够。医学身体哲学起于并超越于生物医学的身体学说,医学身体哲学对其他身体学说而言为爱、为情。

第三节　身体哲学与医学身体哲学范畴

一、身体哲学：西方哲学千年发展的必然

身体哲学是西方哲学千年发展的必然。文艺复兴运动之前,西方哲学的主旋律是上帝和灵魂。文艺复兴之后,自然科学的思维方式犹如排山巨浪冲刷着传统形而上学的各种理论形态。笛卡尔的二元论哲学褫夺了上帝在哲学研究中的王位;孔德、马赫的科学实证主义思潮驱逐了自然哲学的思

辨,科学知识成为人类精神世界的女王;上帝只存在于宗教哲学的一隅,在康德那里上帝的居所被安排在伦理学的屋檐下;灵魂研究,退缩到心理学的地盘,以往辉煌无比的荣耀已成为历史的剪影。居于精神世界中心地位的、以追求世界的真理、真知、真相为使命的哲学面临着全面崩塌的危象。不甘心哲学被边缘化、空心化的哲学家们激流勇进,挺身而出,为捍卫哲学至高无上的精神统领的地位而战。笛卡尔二元论哲学试图统合灵魂世界和物质世界,并推出"我思"作为度量存在的最高尺度。在笛卡尔二元论哲学的旗帜下,西方意识哲学家们兢兢业业地建构了巍峨的意识哲学大厦。然而,意识哲学将精神现象奉为哲学研究皇冠上的宝石,却忘却或有意识地丢弃了披戴皇冠的身体。

布莱恩·特纳指出:"人类有一个显见和突出的现象:他们有身体并且他们是身体。"①特洛依茨基认为:动物没有身体而仅有肉体,人则不仅有种群性的肉体,更有个体性的身体②。

身体哲学苏醒于斯宾诺莎与尼采,发轫于胡塞尔,推进于海德格尔与福柯,形成于梅洛-庞蒂③。20世纪西方身体哲学的代表人物,法国哲学家莫里斯·梅洛-庞蒂从知觉、具身感受、具身情绪、具身认知、具身技术、身体主体间性等维度演绎了身体哲学的纵横经纬。

身体哲学对医学发展的影响,集中地体现在其为医学的发展提供了哲学理论和思维方式,为医学人文本质的定位奠定了深厚的思想基石,为人文医学、医学哲学、医学伦理学、卫生法学、医学社会学等学科提供了元哲学理论,是医学迈进人文新阶段的思想纲领,是医学身体哲学的元哲学基础。

医学身体哲学的概念和理论建构是近10年来作者在思考和研习医学哲学向身体哲学转向、患者具身感受、患者具身情绪、患者具身关怀、医学具身伦理等问题的过程中逐步明晰起来的:医学身体哲学是以患者身体的一般性问题为研究对象的理论体系,其问题域包括患者具身感受、具身情绪、具身认知、具身伦理、患者行为、身体政治、具身技术、医患间性、身体关怀等。

---

① [英]布莱恩·特纳. 身体与社会[M]. 马海良,赵国新,译. 沈阳:春风文艺出版社,2000:54.

② [俄]特洛依茨基. 基督教的婚姻哲学[M]. 吴安迪,译. 石家庄:河北教育出版社,2002:101-102.

③ 刘虹. 医学哲学:从意识哲学走向身体哲学[J]. 医学与哲学,2016,37(9A):25-27.

二、身体：医学的关键词

（一）身体是我们拥有世界的总的媒介

"肉体""肉身""躯体""人体"是四个含义基本相同的解剖学概念，除了作为医学专业术语运用之外，一般在与心灵、意识或精神相对的意义上使用。

在身体哲学和医学身体哲学的视域中，身体是反映自然与社会、主体与客体、主观与客观交融统一的哲学范畴，身体是构成个体、群体、社会和世界存在的基本元素，是物质、精神、身体主体间性和人类文明发展的基本动因。

身体是基因、大分子、细胞、组织、器官构成的、肉体的生理性存在，又是心理的、社会的、文化的、哲学的精神性存在；身体是欲望、价值、文明的策源地；身体领略快乐、幸福、高峰体验，遭受痛苦、烦恼和灾难；身体是独立的、真实的"自我"，又是无法伪造、不可复制、唯一合法的社会身份形态；身体是人类认识世界的主体，又是世界认识人类的客体；身体是个体和群体、自己和他者、肉体和意识不可分割地组成的统一体，正如梅洛-庞蒂所说："身体没有意识是无法想象的，因为存在着一种身体意向性，意识没有身体是无法想象的，因为现在是有形的。"①身体是构成世界的世界之肉，如梅洛-庞蒂所言："世界的问题，可以从身体的问题开始。"②

身体不是柏拉图所说的妨碍人们走向真理的障碍，不是黑格尔绝对理念王国里的臣民，不是康德言及的在认识的此岸和彼岸徘徊者，不是被笛卡尔二元论哲学拆分的裂解体，不是受教义、强权的压制对象。身体是具身感受、具身情绪、具身认知、具身行为的集结场；身体是由躯体与灵魂、人性与神性、感性与理性、自然与社会等多维度构成的生命整体；身体是思维的存在，更是生活的存在，身体是各种健康问题、各种疾病、各种症状的交汇场；身体"既是客体，又是主体，身体是'客体—主体'，是能进行观看和能感受痛苦的存在"③。身体是认识世界的起点，人类通过身体去认识世界，通过身体去

---

① 杨大春，尚杰. 当代法国哲学诸论题：法国哲学研究(1)[M]. 北京：人民出版社，2005：130.

② [法]莫里斯·梅洛-庞蒂. 知觉现象学[M]. 姜志辉，译. 北京：商务印书馆，2001：119.

③ Langer，Merleau-Ponty. Phenomenology of perception：a guide and commentary [M]. London：Macmillan Press，1989：111.

拥有世界,通过身体去建构人类文化。梅洛-庞蒂说:"身体是我们拥有世界的总的媒介。有时,它受限于生命保存的必要行动中,因而它在我们周围设定了一个生物学的世界;另一些时候,在阐释这些基本的行动并从它们的字面意思上升到寓意的过程中,它又通过它们开显出一种新的意义之核;最后,有时,身体的自然手段无法达到要求的意义,它就必须为自己建造工具,并因而在自己周围筹划出一文化的世界。"①其实,身体本身就是一种文化的存在。人类文明发展的驱动力就是解放人类的身体。"对舒适、力量、速度、美感及竞争刺激的追求,驱使人类不断丰富身体的内涵,也不断拓展身体追求的极限。即使是像思想、政治以及商业活动这样的人类行为领域,都无可避免地被身体界定着,并围绕身体而展开。身体表达着文化的全部诉求,它也因此成为文明进步的标志。"②

(二)与身体有关的若干重要范畴

1. 人、生命、灵魂、精神、躯体、身体

身体概念位于身体哲学的顶端。对这几个概念的关系的解读是身体哲学对人类思想发展史的重要贡献:"人"是用来区别"类属"的概念,强调人和动物、植物的区别,当我们说"人"的时候,不一定周延"身体"的蕴含;"生命"是身体的属性,当我们说"生命"的时候,不一定周延"身体"的蕴含;但当我们说"身体"的时候,一定包括"人"或"生命"的蕴含。"灵魂"和"精神"是身体的意识现象,强调心理和生理的差异。当我们说"灵魂"或"精神"的时候,不一定周延"身体"的蕴含;但当我们说"身体"的时候,一定是包括了"灵魂"和"精神"。没有生命的身体是尸体,没有灵魂的身体是躯体,没有身体的灵魂是神灵。因此,梅洛-庞蒂指出:"人的生命始终是以身体为基础的。"③

2. 我、主体、身体

这几个重要范畴的关系一直是思想家和哲学家探究的问题。

在意识哲学中,"我"作为一个抽象概念与身体脱离,并日益凌驾于身体之上,一跃成为认知、言语、思想、观念、宗教、意识、实践行为和审美活动的主体。"我"拥有了主观精神的、统领世界的位格,故"万物皆备于我"。由此,"我"演进为"自我",并日益被概念化、主观化和精神化,成为"主体"同一

---

① Merleau-Ponty M. Phenomenology of perception[M]. London: Routledge & KeganPaul, 1962: 146.

② 新周刊杂志. 身体使用史[M]. 广州:花城出版社,2015:27.

③ [法]莫里斯·梅洛-庞蒂. 符号[M]. 姜志辉,译. 北京:商务印书馆,2003:284.

系列的范畴。

"主体"是意识哲学范畴中的核心。几乎所有哲学家都关注过"主体"范畴。亚里士多德认为，主体是某种特性、状态和作用的承担者；笛卡尔将主体看作同客观世界相对立的自我意识；康德的先验主体是指具有先天认知能力的"我"；费希特的主体，是理智、精神或自我意识关系中的存在；黑格尔的主体限定在自在自为的真理和绝对精神的范围之内。意识哲学的大师们，从笛卡尔到黑格尔的主体，从来没有，也不会走出意识王国的疆域。马克思褫夺了精神的主体地位，将人类认识和实践活动的主体界定为对客体有认识、实践和改造能力的人。

关于"我"和"身体"的关联，维特根斯坦的观点具有代表性：我和身体的统一就是心身的统一或身体自身的统一，没有一个外在于身体的我。我就是我的世界，我的宇宙。"我"就是身体，身体就是"我"①。海德格尔认为：在最原始的意义上，真理乃是身体的展开状态，作为人之整体的身体就是主体"此在"的展开状态②。梅洛-庞蒂认为主体和客体不是两个独立的实体，不是无形质的纯思维形式的主体，也不是将行为还原到物理解释的躯体，而是身体—主体。"知觉的主体是身体，它既不是笛卡尔意义上的物，也不同于客观身体的现象身体，其实质是物性的客观身体与心灵的统一体"，是"躯体与心灵的最本源的结合，是一个知觉和意义相纽结的知觉场。"③关于"我"和"身体"的关联，梅洛-庞蒂的论述精深透彻：就个体而言，"我在我的身体中，更确切地说，我就是我的身体"④；就群体而言，"因为身体始终和我们在一起，因为我们就是身体"⑤；就身体与世界的关系而言，"我是走向世界的身体"⑥。

---

① ［奥］路德维希·维特根斯坦. 逻辑哲学论［M］. 韩林合，译. 北京：商务印书馆，2015：93.

② ［德］海德格尔. 存在与时间［M］. 陈嘉映，王庆节，译，北京：生活·读书·新知三联书店，1987：280.

③ 李婉莉. 梅洛-庞蒂的身体现象学［J］. 兰州交通大学学报（社会科学版），2006，25（5）：42-44.

④ ［法］莫里斯·梅洛-庞蒂. 知觉现象学［M］. 姜志辉，译. 北京：商务印书馆，2001：198.

⑤ ［法］莫里斯·梅洛-庞蒂. 知觉现象学［M］. 姜志辉，译. 北京：商务印书馆，2001：265.

⑥ ［法］莫里斯·梅洛-庞蒂. 知觉现象学［M］. 姜志辉，译. 北京：商务印书馆，2001：109.

（三）医学的关键词是身体而不是人体

生物医学认同"人体的本质属性是生命体的生物性"的命题,从科学的角度单维度地研究生命体健康问题;生物—心理—社会医学认同"人体的本质属性是生命体的整全性",从多维度全面研究生命体的健康问题。

几百年来,医学每时每刻都在接触身体,但却又不约而同地绕开身体:基础医学遭遇的是尸体,医学研究面对的是躯体,临床实践关注的是病体。关于什么是医学的定义理论高深、逻辑严谨,但却恰恰丢失了最简单的定义"医学是有关身体的学科"①!

身体是医学的关键词,关爱身体是医学的终极目的和价值;尊重身体的整全性、关怀身体感受是衡量一切医学活动是否具有医学人文属性的终极标准;身体,是医学存在和发展的前提,也使医学身体哲学的存在成为必然。

三、医学身体哲学:对患者身体一般问题的哲学思考

医学身体哲学是以患者身体的一般问题为研究对象的应用哲学形态,身体范畴、患者具身感受、患者具身情绪、患者具身认知、医学具身技术、医学具身关怀及其互动关系是医学身体哲学研究的主要问题域。其中,患者身体范畴是医学身体哲学研究的理论纲领,是患者身体一般问题研究的理论基石,是医学身体哲学理论体系中的内核、中坚和最基本、最深刻的概念。

患者身体范畴是基本的医学身体哲学范畴,体现在它具有始基性的学术性质。所谓始基性质,是指医学身体哲学研究的种种问题由此而发轫,由此而展开,由此而深入,由此而循环递进地研究下去。对于患者生命活动而言,患者身体是本源的、始基的,又是根由的、动力的;患者身体拥有最基本的、最原初的地位,医学通过患者身体"体认""体会"和"体验"患者的世界,通过患者的世界理解患者身体。

患者身体范畴是深刻的医学身体哲学范畴,体现在它具有整全性的学术性质。医学身体哲学研究对象中的种种二元对峙,由此而弥合,由此而统一,由此而展现出研究对象的全貌。患者身体范畴整全性揭示了患者身体是物质的、自然的,又是精神的、文化的;是理性的、逻辑的,又是感性的、非逻辑的;是社会的、实践的,又是思想的、意识的;是健康的、正常的,又是非健康的、不正

---

① ［法］大卫·勒布雷东. 人类身体史和现代性［M］. 王圆圆,译. 上海:上海文艺出版社,2010:5.

常的;是患者世界的自我中心,又是医患身体主体间性交流的平台。

患者身体范畴是抽象的医学身体哲学范畴,体现在它具有纲领性的学术性质。患者身体范畴是对医患身体主体间性互动关系的概括,是把握患者身体一般问题的认识纲领。医学面对的是患者的身体,是患者具身感受、患者具身情绪、患者具身认知;患者身体面对的是医学具身技术、医学具身关怀、医学具身政治和医学具身伦理。在医学身体哲学的理论架构中,患者身体是核心的、决定性的、纲领性的元素。把握了患者身体范畴的认识纲领,站立在身体哲学的学术和思维的高地,对患者身体一般问题的研究可达去繁就简、提纲挈领、把握本质的境界,对患者身体一般问题的理解趋于深入、深刻和深远。

第三章　患者具身感受理论

德国哲学家黑格尔这样阐述感受研究的价值："一切都在感受中，如果愿意也可以说，一切理性中的东西都在感受中有其起源和开端，因为起源和开端无非是指某物在其中显现出来的最初的、直接的方式。原理、宗教等只在头脑中是不够的，它们必须在心中，在感受中。"①

患者具身感受是患者身份的标志，患者健康和疾病问题本质上是属于医学身体哲学场域的话语，患者具身感受的一般问题是医学身体哲学的基本问题。

第一节　感受、具身感受与患者具身感受

一、感受：意义的诞生

（一）感受的一般含义

感受是指身体接触外界事物受到的影响。汉语"感受"一词源自《元典章·吏部六·儒吏》："先因心气不足，感受风邪，入于经络，致使精神恍惚。"在意识哲学的语境中，感受是认知过程中的低级阶段，感受的形式特征是通过既定的感官（视觉、听觉、嗅觉、味觉、肤觉）途径获得的感觉；感受的内容特征是对象的局部的、外部的、表面的表现或属性。

（二）身体感受的内涵

1. 身体感受的分类与特征

身体感受可以被区分为感觉和全身状况的感受②。感觉是有特定感官通

---

① ［德］黑格尔. 精神哲学：哲学全书·第三部分［M］. 杨祖陶，译. 北京：人民出版社，2006：97.

② ［澳］贝内特，［英］哈克. 神经科学的哲学基础［M］. 张立，等译. 杭州：浙江大学出版社，2008：123.

道的、指向局部的感受，如疼痛、刺痒等。如是，感觉也是一种感受。身体感受一般具有综合的、有心理活动参与的、指向身体整体的特征，如安静、焦躁、不适等。感受是普遍存在的身体现象，人们似乎可以理所当然地认为：什么是感受（定义），感受如何发挥作用（机制），感受意味着什么（价值）已有了定论。然而事实并非如此。迄今为止，无论是公众还是科学都无法从生物学意义上准确地把握什么是感受这一问题。

身体感受（以下简称感受）的特征决定了定义感受是困难的。感受不像具有物理性状的可见可触及的客观事物那样，可以通过物理数据给予精确的定义；感受不像具有哲学属性的抽象范畴那样，可以通过逻辑推导和演绎定义；感受不像人体的组织器官那样可以通过解剖直观，可以通过形态学的分析把握其结构状态；感受不像某些疾病，可以通过功能检查、实验室检查分析其功能和生化状况，了解其内环境的改变。感受是无形的，感受是非理性的，感受无实体结构，感受无逻辑结构，感受在功能上是独特的。

亚里士多德把感受看作是把握本质的实践理智。海德格尔认为："在感受中——如同它在几何那儿所出现的那样，我一下子就看到了作为最原始的元素，自身不再能被分解为更基本的形状的三角形。"[①]梅洛-庞蒂认为感受的特征是：感受不是纯粹的感觉和印象，感受最初就是涉及整体的联系；正是在这个整体联系中，感受已经是意义的诞生，它是认知的努力无法分解的意向性结构[②]。

在感受这种复杂的心理活动过程中，既可以包含特定的情感体验因素，也可以包含一定的认识和理解因素。正如安东尼奥·达马西奥所说："感受的本质可能并不是关于某个客体的艰涩难懂的心理特性，而是对身体的某种特定状态的直接知觉。"[③]达马西奥认为："感受是部分身体或整个身体以某种方式运作的心理表征。从纯粹和狭义的意义上来说，感受是身体以某种方式存在的想法。"[④]达马西奥的这个感受定义强调了三个要点：①感受的主体是部分

① 李涛.海德格尔对亚里士多德的阐释、转化与背离[J].中国社会科学院大学学报，2022(5)：116-136.

② ［法］莫里斯·梅洛-庞蒂.知觉现象学[M].姜志辉，译.北京：商务印书馆，2001：5.

③ ［葡］安东尼奥·达马西奥.笛卡尔的错误[M].毛彩凤，译.北京：教育科学出版社，2007：22.

④ ［葡］安东尼奥·达马西奥.寻找斯宾诺莎[M].周仁来，周士琛，等译.北京：中国纺织出版社，2022：62.

身体或整个身体(脑神经系统与身体)以某种方式的交互,这是感受和感觉的区别所在;②感受是身体的存在方式,没有感受,遑论身体,这是感受的价值和意义所在;③感受是心理表征和想法,感受是知觉层面上的、具有思维成分的活动,这是感受的特质所在。

2. 感受对象

感受是身体对感受对象的心智体验、评价认知和对身体内部运行状态的体验,包括对身体外在环境和身体内在状态的体验。身体外在环境包括自然环境、社会环境、工作环境、人际关系、家庭关系、医患关系等;身体内在状态包括情绪活动、感觉表象、脏器和肢体感触等。

> 我走进四月的槐树林,洁白的槐花缀满枝头,如雪如云;带着甜味的槐香,沁人肺腑。

"如雪如云""沁人肺腑"是身体对外在环境的体验。

> 因腰椎小关节错位,医生采取正骨手法复位为我治疗。我身体僵直地躺在诊台上。三位医生分别用手紧搂住我的腰部、胸部和臀部,然后向腹侧和背侧方向很有分寸地发力。只听"咔"一声,其中一位医生拍拍我说,起来吧,好了。我将信将疑地起身,下地。呀,腰部不再疼痛受限,活动自如。

"疼痛受限""活动自如"是身体对肢体活动的状态评价。

感受主要是指对身体内部运行状态的体验。身体内部运行状态的体验,是感受的重要内容,包括脏器正在进行的活动,如平滑肌(构成气管、支气管和肠道等管状器官和血管的管壁)收缩或放松的程度,黏膜的状态(干燥、湿润),胃部的饱胀、饥饿,身体某个部位的疼痛,等等。头部、胸部和腹部是感受发生的最常见的区域。感受是对身体状态的局部状态或整体状态的体验,这种体验的功能是对身体内部状态的实时报告。

3. 感觉和感受的关系

感觉和感受、知觉的关系是紧密的。感觉是感受过程的起点,感觉是感受和知觉的最小单位,是知觉的触角;各种感觉之间相互连接、相互作用,整合构成感受和知觉;感觉作为感受和知觉的构成部分,与身体整体联系在一起,正是在这个意义上,梅洛-庞蒂说:"人是共通的感觉体。"①

感觉和感受的机制是不同的。面对一个客观事物 A,例如一幅画,其物理特征会冲击我们的视网膜,并通过视觉系统形成感觉映射。这个过程是感觉,是对客体表征的直接反应,是外部的;感受是因身体内部感知的交互作用而产生的对客体的想法,包括对身体状态的感知而产生的思想与身体状态相一致的情绪(具身情绪)。感觉是特定器官的功能性产物,而感受则是特定脑区相关结构之间交互的产物。如对这幅画产生的认知评价、情感活动、身体反应和情绪波动等,这个过程是感受。

（三）感受如何发挥作用

1. 感受机制研究的途径

医学身体哲学对具身感受、具身情绪、具身认知、具身行为机制的研究,是以脑科学的发展为背景的。通过核磁共振成像(Magnetic Resonance Imaging,MRI)和正电子发射计算机断层显像(Positron Emission Tomography,PET)影像技术对脑功能进行研究、临床病例研究和实验室研究及其结合是目前具身感受机制研究的主要途径。

病例研究:25 岁的盖奇在美国佛蒙特州铁路工地工作时发生意外,一根铁棍从他的颧骨下方刺入,又扎穿了他的眉骨,穿透头颅,但他却在严重的脑损伤后奇迹般地存活了 13 年。盖奇在经历了脑损伤以后,脾气秉性和为人处世的风格都发生了巨大的转变,与从前判若两人。达马西奥夫妇对盖奇和其他几位额叶缺失患者进行了深入研究,试图寻找盖奇的人格变化的原因。这项研究提出了躯体标识器假设,患者的前额叶区域的一些特殊部位尤其是脑的腹内侧区以及右侧顶叶受到损害,患者的情绪与感受状态发生显著改变。这一发现被认为奠定了当代认知神经科学的基础。

实验室研究:在大脑皮层表面下 2～3 毫米处,平行于表面切取一薄薄的脑组织切片,将神经元固定并利用适当的化学染色剂着色后制成载玻片。电镜下观察可见脑皮层中鞘状结构,基本上与平面方形网格类似。横向排列的神经元和纵向排列的皮层组织构成网格主导着映射过程。以视觉活动为例。当光子微粒以特定的分布模式撞击了视网膜后,该分布模式所对应的某个特定的图案,比方说一个圆环或者十字,就会激活神经元,形成瞬时性的神经映

① ［法］莫里斯·梅洛-庞蒂. 知觉现象学［M］. 姜志辉,译. 北京:商务印书馆,2001:276.

射。基于最初形成的视网膜映射，神经系统后续的各加工水平上会形成其他映射。视网膜映射上各点的活动将作为信号沿着神经链传递下去，最终达到初级视觉皮层，经过大脑皮层系统的整体映射，形成视觉图像。大脑参与建构的每一种感觉模式都可以进行这样的映射过程①。

2. 体感区域是感受发生的"舞台"

达马西奥认为，就产生机制而言，感受是不同的脑区中身体状态的映射，涉及各个区域之间复杂的相互作用。感受的基础是由特定的脑区（体感区域）组成的特定结构，这些区域利用神经元回路来构建连续的、动态的神经模式，在身体状态的心理表象的基础上形成对身体状态的思想，以适应身体的不同活动。从神经科学的角度看，感受就是一组映射身体状态的神经模式活动的产物。大脑中体感区域是感受发生的"舞台"，在体感皮层结构中，脑岛皮层是该区域的关键区域，扣带回皮层也参与其中。脑岛（insula）在拉丁语中是岛的意思。揭开大脑的最外层，就会发现一些看起来像地形起伏的岛的皮质。脑岛既会记录和处置生理体验，也会记录和处置心理体验。扣带回是脑的边缘系统的一部分。其功能牵涉情感、学习和记忆。扣带回接受来自丘脑前核、新皮层的投射，同时也接受来自脑的体感区域的映射。

3. 感受是身体状态的神经映射的产物

"映射"作为脑科学的术语，指的是大脑内或神经系统的工作模式②。映射的内涵比反射丰富，包括信息的接收、传递、处理，映射包含着与神经系统、与身体的密切关联。

映射可以分为内感受映射、本体感受映射和外感受映射。内感受映射是对身体内部结构和状态的映射，其来源于躯体组织的功能状态，如平滑肌的收缩与舒张、内稳态的各项参数（不适感、疼痛感的映射）。本体感受映射是对身体其他方面的映射，来源于特定躯体部位的表象，如关节、横纹肌、某些内脏（不适感、疼痛感的映射）。外感受映射是身体对外部世界的映射，来源于视网膜、耳蜗、皮肤上的机械刺激感受器等与感觉探测有关的所有客体和事件（社会事件映射）。

身体状态的神经映射包括了神经反射、信号传递、信息分配等内涵。通过

---

① ［葡］安东尼奥·达马西奥. 当自我来敲门：构建意识大脑［M］. 李婷燕，译. 北京：北京联合出版社，2018：63.

② ［葡］安东尼奥·达马西奥. 当自我来敲门：构建意识大脑［M］. 李婷燕，译. 北京：北京联合出版社，2018：61.

神经映射，身体获得不同部位正在发生什么的信息。映射不同于反射，不一定是被动的过程。形成映射的脑结构对映射有自己的发言权，并受其他脑结构的影响。

如由外部造成或由感染引起的局部伤口、心脏或肾脏等器官功能失调或激素失调等，可以减缓、停止或调用某些功能，并可以对有机体的生命管理进行适当的矫正。神经映射对于身体状态的管理至关重要。达马西奥写道：感受背后的机制是通过提供关于每个特定时刻里身体不同组成部分的状态的明确且突出的信息，来实现生存所必需的生物学修正。感受给相关的神经映射贴上了标签，上面写着："做个标记！"①

神经映射是感受的必要基础。从感受产生机制的角度定义感受，可以这样表述：感受是在身体状态管理的过程中产生的，因此感受是身体状态的神经映射的产物。

4. 感受是身体与脑神经系统交互的现象

通常，感受被认为是神经系统形成的，正如视觉形成的那样。这样的解释没有考量身体和神经系统的连续性。神经系统在身体内，与身体血脉相连。神经通道分布在身体的所有结构中，借此，神经系统与身体的各个部分都有交互配合。加上在血液中的化学分子走遍身体，共同运行着感受。感受不单单是神经系统活动的结果。身体，包括身体内稳态相关系统（内分泌系统、免疫系统）深深地介入感受形成的机制中。杏仁核、边缘系统、脑岛、扣带回这些体感区域的运行不是独立的，而是在身体介入下的交互关联。感受是身体与脑神经系统交互的现象。

二、知觉：身体的首要体验

（一）知觉的哲学内涵

美国心理学家 E. 布鲁斯·戈尔茨坦和詹姆斯·R. 布洛克摩尔说："知觉是由感官刺激引发进而产生的意识经验。"②他们认为，知觉的形成牵涉身体的神经系统、多种功能、行为、知觉场景、经验、知识、心理等各种因素的交互作

---

① ［葡］安东尼奥·达马西奥. 寻找斯宾诺莎［M］. 周仁来，周士琛，等译. 北京：中国纺织出版社，2022：116.

② ［美］E. 布鲁斯·戈尔茨坦（E. Bruce Goldstein），［美］詹姆斯·R. 布洛克摩尔（James R. Brockmole）. 感觉与知觉［M］. 第十版. 张明，等译. 北京：中国轻工业出版社，2018：3.

用,因此,看似简单的知觉,其"机制极其复杂"①。

1946 年,梅洛-庞蒂在法国哲学学会上做了题为《知觉的首要地位及其哲学结论》的学术报告,对知觉的哲学内涵及其意义作了阐述。知觉是身体和世界关系的意义的起源,梅洛-庞蒂这样解说强调知觉占据着首要地位的意义:"我们以此表达的是:知觉的经验使我们身临物、真、价值为我们构建的时刻;它为我们提供了一个初生状态的逻各斯(Logos);它摆脱一切教条主义,告诉我们什么是客观性的真正条件;它提醒我们什么是认识和行动的任务。这不是将人类的知识归约为感觉,而是亲临知识的诞生,使之同感性一样感性,并重新恢复合理性的意识。"②主张知觉的首要性,即强调身体的核心地位,这意味着意识主体或理性主体失去主宰哲学王国的地位。这一颠覆意识哲学根基的哲学思想是很难为同时代的哲学家所接受的。

与会的法国哲学家不都认同梅洛-庞蒂对知觉的理论阐述。在这场学术报告的提问—讨论环节,有一位发言者说:"在我看来,是不可能以知觉为基础建立一个认识理论的。"③会议的主持者请梅洛-庞蒂本人概要地说明其对"知觉首要地位理论"的最重要的贡献是什么。梅洛-庞蒂的回答是:"知觉,借助身体使我们出现在某物面前,该物在世界的某处有其自身的文字,而对它的破译旨在将其每一细节再置放到适合它的感知的境遇中。"会议主持人的结束语穿越纷争,穿越历史,说出了梅洛-庞蒂"知觉首要地位理论"的学术价值定位:梅洛-庞蒂的理论并非因有不同意见而失去其很高的价值④。哲学史的发展已经证实了这一点!

梅洛-庞蒂认为:"知觉不是关于世界的科学,甚至不是一种行为,不是有意识采取的立场,知觉是一切行为得以展开的基础,是行为的前提。"⑤知

---

① 〔美〕E. 布鲁斯·戈尔茨坦(E. Bruce Goldstein),〔美〕詹姆斯·R. 布洛克摩尔(James R. Brockmole). 感觉与知觉〔M〕. 第十版. 张明,等译. 北京:中国轻工业出版社,2018:4.

② Merleau-Ponty M. The primacy of perception〔M〕. Evanston:Northwestern University Press,1964:12.

③ 〔法〕莫里斯·梅洛-庞蒂. 知觉的首要地位及其哲学结论〔M〕. 王东亮,译. 北京:生活. 读书. 新知三联书店,2002:51.

④ 〔法〕莫里斯·梅洛-庞蒂. 知觉的首要地位及其哲学结论〔M〕. 王东亮,译. 北京:生活. 读书. 新知三联书店,2002:74.

⑤ 〔法〕莫里斯·梅洛-庞蒂. 知觉现象学〔M〕. 姜志辉,译. 北京:商务印书馆,2001:5.

觉是人以其自身的身体在生活世界的首要的体验。知觉穿越了认知材料的表象，渗透着身体和精神相互交融的复杂因素，包含了对可见事物和不可见事物的感受性。

（二）感受与知觉的关系

感受和知觉两者紧密相连，因主体都是身体而相互交织在一起。在梅洛-庞蒂看来，感受和知觉是难以分离的。有哲学专业人士向梅洛-庞蒂指出："身体对感受比对知觉更重要。"梅洛-庞蒂说："能将感受和知觉这两者区分开吗？"①患者腿痛的感受是患者的身体主体感到痛而不是大脑，医生看到患者面带微笑，行走自如，声音响亮，情绪饱满，这种知觉的主体是医生身体感受的整合。身体，是感受和知觉的共同主体，决定了感受和知觉的内在关联。

感受和知觉在对象方面是有区别的。感受是一种主观体验，其对象需要具体分析，可以是主观感受，也可以是客观存在。"我感受到病房的温度很低。我盖两床被子还冷得浑身发抖。"这里的感受可能是患者恶寒的主观体验，病房的温度是正常的。"病房里处处整洁，光线柔和，安静，空气清新，使人有一种温馨的感受。"这里的感受是一种知觉，其对象是通过视觉、嗅觉、听觉和肤觉综合感知的客观存在。

知觉和感受超越单一的感觉，是身体和心灵微妙、和谐的运作；是形成"朝向事物真相"的、富有创造力地把握世界的基本途径。彰显知觉和感受并非贬抑理性。身体哲学的理性，不是脱离生活世界的纯意识抽象，而是基于感性、高于感性、溶于理性，借助语言攫取生活意义的知觉形态。知觉和感受是身体和世界关系的意义的起源，梅洛-庞蒂要告诉我们的是：知觉和感受，是身体和世界相联系的起端，是身体走向真相的第一步。

（三）医学场域中的感受和知觉

梅洛-庞蒂认为："知觉的'某物'总是在其他物体中间，它始终是'场'的一个部分。一个绝对均匀的平面不能提供任何可感知的东西，不能呈现给任何一种知觉。"②患者的感受和知觉，总是体现在患者求医问药接受医学干预、形成医患身体主体间性的过程中，始终是医学场域的一个部分。近百年

---

① ［法］莫里斯·梅洛-庞蒂. 知觉的首要地位及其哲学结论［M］. 王东亮，译. 北京：生活. 读书. 新知三联书店，2002：74.

② ［法］莫里斯·梅洛-庞蒂. 知觉现象学［M］. 姜志辉，译. 北京：商务印书馆，2001：24.

来,医学在崇尚理性,放逐感受和知觉奔向理性主义的道路上越走越远、越走越快。医学面临着以下三个问题:医学理性是远离身体感受的纯理性?临床认知是割裂了知觉和理性关联的纯知性①?诊断依据是剥离了患者感受的纯数据?

医学身体哲学的回答是:医学理性不应该是远离身体感受的纯理性;临床认知不应该是割裂了知觉和理性关联的纯知性;诊断依据不应该是剥离了患者感受的纯数据。患者的感受和知觉是一切医患主体间性活动的基础,是一切医学行为的前提。患者感受中,承载着患者身体的本真的诉说。缺乏对患者感受的解读、思考、反思、领悟,临床诊疗决策、医学人文关怀、医患关系、医疗改革在针对性、可及性和有效性等方面会遭遇一系列尴尬;医学实践中一切与患者有关的工作都会面临未可预知的风险。

(四)具身感受

1. "具身"的内涵

"具身"是当代心理学和认知科学领域的热门话题,其基本涵义是指认知对身体的依赖性②。经典认知科学主张"非具身",认为认知是一种信息的表征与加工,从本质上讲与承载它的身体无关。"弱具身"强调了认知对身体的依赖性,但是却保留了认知的计算和表征功能。"强具身"则极力主张认知是被身体作用于世界的活动塑造出来的,身体的特殊细节造就了认知的特殊性。在怎样理解"具身"方面,存在着不同的解释。叶浩生认为,具身的性质和特征表现在4个方面③:(1)身体参与了认知,影响了思维、判断、态度和情绪等心智过程;(2)我们对于客观世界的知觉依赖于身体作用于世界的活动,身体的活动影响着关于客观世界表象的形成;(3)意义源于身体,抽象的意义有着身体感觉—运动系统的基础;(4)身体的不同倾向造就不同的思维和认识方式。"具身"的基本涵义是指与身体的共在、共生的属性。在身体哲学的视域中,当我们说事物 A 是具身的,或者说 A 具有具身性,其含义是 A 本身就是身体的问题,是与身体共在、共生的,是依赖于身体的。在这个意义上,所谓具身感受即基于身体的感受;其他如具身情绪、具身认知、具身伦理、具身技术等概念中的"具身"亦同此理。

---

① 注:"知性"是康德的认识论术语。狭义的知性是指理论认识能力,是产生和运用概念,在经验范围内的判断、推理的能力。

② 叶浩生.("具身"涵义的理论辨析[J]. 心理学报,2014,46(7):1032-1042.

③ 叶浩生.("具身"涵义的理论辨析[J]. 心理学报,2014,46(7):1032-1042.

2. 具身感受是身体哲学的核心范畴

具身感受是身体存在的核心标志，是身体哲学的核心范畴。身体活在感受之网中，人的生活其实就是各种身体感受的交集与历程：意识感、幸福感、愉悦感、满足感、成就感、荣誉感、自豪感、价值感、归属感、失落感、孤独感、寂寞感、压抑感、挫败感、羞耻感、痛感、快感、欲望、忧郁、愤怒、仇恨、嫉妒等具身感受，构成了世俗生活的基本内容；时间、空间、平衡、动荡、安宁、骚乱、质量、强度、力度、硬度、高度、温度、湿度等身体知觉，交织成身体生存的社会环境；神圣、崇高、善良、正义、邪恶、卑鄙、阴险、罪恶等对立的人性，都根植于身体之中，为自身和他人的身体所感受。

具身感受是生命历程的主要内容。一个接着一个的具身感受事件是身体存在的基本状态。衣食住行、家庭关系、人际交往等社会生活事件都是建立在具身感受之上的，具身感受是显示生活价值的感性载体和评价基础。如衣服的保暖功能演化为服饰带来的美感，房屋遮蔽风雨的价值递进为现代住宅体现的舒适感和身份感。欲望、需要等基本动机，除去保证身体生存的功能，较大部分是满足身体占有的满足感。对社会生活事件的具身感受，决定着世俗生活的质量。

丧失部分的具身感受，危及生活质量；丧失全部的具身感受，即死亡到来。身体自身的生命活动、与外部世界的接触都是在具身感受的平台上实现的。因此，人本主义心理学先驱、奥地利精神病学家阿尔弗雷德·阿德勒说："感受性是有意识的生命有机体的基本特征。"[①]英国学者迈克尔·比顿说："我的建议是对于感受性来说，一个合理的、可行的定义是，它具有主观性，以及适度的内省性。采纳这个建议可以帮助我们更好地理解感受性。"[②]具身感受存有程度的差异，体现着身体健康的水平。

（五）感受意味着什么

1. 身体存在的方式

感受是身体活动的存在形式，无论这些活动是感知、学习、回忆、想象、推理、判断、决策，还是心智创想。全部感受的缺失，即意味着身体活动停止；部分感受缺失，即意味着身体质量受限。离开了感受，则无法对感觉表象如视

---

① ［奥］阿尔弗雷德·阿德勒. 理解人性［M］. 陈太胜，陈文颖，译. 北京：国际文化出版公司，2000：3.

② Michael Beaton. Qualia and Introspection［J］. Journal of Consciouseness Studies，2009，16(5)：88-110.

觉、听觉、嗅觉、味觉等进行分类和映射,也无法对美丽和丑陋、愉悦和痛苦、高雅和痛苦、灵性和粗鄙等进行区别。

2. 身体活动的见证

感受是身体内在的心理感应器,是心理和思想之旅的见证者;感受也可以是身体的哨兵,它让我们短暂而又片面的自我意识得以知晓身体的即时状态;感受是内心所有平衡与和谐、不平衡与不和谐的表现;感受见证着内心深处的生命状态[①]。

3. 决定社会行为

感受及时整合解决问题的过程所需的大量相关信息,可以帮助我们解决涉及创造力、判断力和决策力的非标准问题。感受,连同欲望及最常引起它们的情绪一起,在社会行为中起着决定性的作用。体感区域受到损害的个体在社会中管理生活的能力会受到极大的干扰,社会契约破裂、婚姻解体、父母与子女之间关系紧张等社会现象与个体感受有着程度不同的关联。感受反映个体身体的生活状态,也能反映群体身体的生活状态。对社会现象如快乐和悲伤经历之间的关系进行明智的反思,对社会管理和长期人类活动而言,是不可或缺的。感受,特别是悲伤和快乐,可以激发人在物质和文化环境中创造条件,减轻痛苦和增进社会福祉。在就诊过程中,患者的感受是影响其就诊行为和医患主体间性的重要因素。

4. 促进人类文明

感受是文明社会活动的基础。利他主义的行为、仁慈和共情之心、社会活动的失败感,都与感受有关联。正常的感受内在地与善良、正义等文明要素是相通的。宗教是人类最卓越的创造之一,宗教叙事可能是为了应对感受压力而出现的,即自觉地分析悲伤、快乐,以及建立能够验证和执行道德规则的权威的需要。

5. 感受的异化和扭曲

异化和扭曲感受的力量有两个。一个是体感区域的损伤,如盖奇前额叶区域损伤后,感受被扭曲,情绪、人格发生了巨大变化。另一个是利益和欲望所致的身体政治化或政治化的身体。面对生灵涂炭、社会动荡、他人的痛苦绝望,政治化的身体的一切活动都是扭曲的。感受完全可以被异化成为比野兽

---

① [葡]安东尼奥·达马西奥. 寻找斯宾诺莎[M]. 周仁来,周士琛,等译. 北京:中国纺织出版社,2022:94.

还要狰狞。纳粹护士伊尔玛·格雷泽从虐待、折磨、杀害犹太女囚中获得了极度满足的感受,感受的异化,竟如此丑恶!

三、患者具身感受：患者生活的基本内容

（一）患者具身感受的性质

患者具身感受是患者在感受源刺激下产生的具身反应,是患者生命体存在的核心标志。患者,尤其是重症患者的感受是包裹患者身体的、挥之不去的雾霭,是各种病痛感受的集合与纠缠：疼痛感、不适感、痛苦感、窒息感、濒死感、恐惧感、困扰感、焦虑感、绝望感、压抑感、愤怒感、寂寞感、孤独感等弥散其中。具身感受的煎熬纠合着生理和精神的痛苦,构成了患者生活的基本内容。患者具身感受是患者成为患者的根由;患者的世界充盈着不适感、痛苦感、绝望感甚至濒死感等病患感受,或者说,患者活在病患感受中,患者具身感受是患者的基本特征和身份识别的核心标志。对患者具身感受性质的认知不是一个好与坏或应该与否的价值判断。患者具身感受并不必然与事物吻合,而是与患者身体对之的理解和评价吻合。这正是患者具身感受的意义所在。

（二）患者具身感受的制约因素

患者具身感受是患者身体个体的、独特的、无法抹除、无法替代甚至是难以言说的体验,其最核心的特性是内在性和个体性。患者具身感受不仅是生理的、病理的、物理的,也是心理的、社会的,还是认知的、情绪的;不仅包含对具身刺激的应答,也包含具身认知和具身情绪的维度,是患者具身感受、患者具身认知、患者具身情绪三者相互作用的过程。患者的感受、认知、情绪、思维和行为是受身体、环境、活动和任务等因素制约的、环环相扣、相互作用的一体过程。在这个一体过程中,患者具身感受上承患者具身刺激、患者具身认知和患者具身情绪,下连患者具身意识和患者具身行为,因此,患者感受在对身体的研究中居于关键地位,决定着患者感受研究的价值所在。

（三）倾听患者感受

患者具身感受是患者思维的逻辑基础;患者的生命活动、与外部世界的接触都是在感受的基础上推进的;患者感受直接影响着患者的身心状态;疾病过程和医患沟通都是在患者具身感受的参与甚至支配下进行的;在患病期间,患者的思维活动无法有控制地集中指向其他具身感受,与外界,特别是与医务人员的接触和沟通都是建立在诉说病患感受的语境之中的。患者生活在世俗世界里,是生理、心理、社会各种问题的集合体。对各种身体病痛问题的具身感

受是患者病患感受的基本场景，也是医患沟通的重要制约因素。患者期盼自己的感受被倾听、被理解，忽略患者具身感受是医患沟通的基本障碍；洞悉并能够妥善处理患者的诸多不适感是医患沟通最重要的共情途径。对患者具身感受的理解、倾听和交流，是医患身体主体间性一切问题的原点和基础，也是长期以来被忽视的关键问题。

需要强调指出的是：缺乏对患者具身感受的解读、思考、反思、领悟，医学人文关怀、医患关系、医疗改革在针对性、可及性和有效性等方面就会遭遇一系列尴尬；医学实践中一切与患者有关的工作都会面临事倍功半甚至一事无成的风险。患者感受不仅是临床医学、临床心理学的研究对象，更是医学哲学、医学身体哲学、人文医学、医患沟通学和卫生事业管理学等学科的核心范畴。

第二节　患者具身感受的维度、特征和感受源

一、患者具身感受维度：质、量、度、类

患者具身感受可以从感受质、感受量、感受度、感受类四个方面予以考量。

（一）患者感受的质

良性感受和不良感受是从感受质的角度对患者具身感受的考量。

患者接收到的诸如令人宽慰的检查报告、良好的治疗效果、舒适的诊疗环境、合理的费用支出、医学人文关怀等令人愉悦的感受被称为良性感受，体现为病去之后的自由感、恢复健康的喜悦感、受到关爱的亲切感，等等。患者接收到的诸如病理检查发现癌细胞的坏消息、有创检查和治疗过程中的痛苦刺激、不合理的收费、患病后人际关系的紧张等令人痛苦的感受被称为不良感受，体现为寝食难安的焦虑感、备受煎熬的受难感、难以承受的恐惧感和无法控制的绝望感，等等。国外有学者指出，肿瘤专家平均每月给癌症患者带去 35 个坏消息，如告诉患者"患癌""复发""治疗失败"或者"无能为力"等。虽然告知此类坏消息有 SPIKES 模式①和

---

① SPIKES 模式是美国学者 Baile 等针对癌症病情告知设计的，是目前肿瘤学应用最广的告知模式：S（setting up），设定沟通场景；P（patient's perceptions），评估患者认知；I（patient's invitation）获得患者的许可；K（knowledge），医学专业信息告知；E（exploring/empathy），移情稳定患者情绪；S（strategy/summary），策略与总结。

ABCDE 模式①可供选择,但目前专家们仍未对如何传达类似的坏消息达成共识,因为面对患者接受此类坏消息的不良感受致使情绪崩溃的情景使医生感到压力很大。

在患者走进医院挂号开始的整个诊疗过程开始之前,不良感受往往就已经频频出现,一些不良感受如疾病给患者带来的痛楚感受等在医学干预下可以减轻,但完全消除要受到具体条件的制约;另一些不良感受却可以通过医学人文关怀的输送或医院管理的加强而得到改善。应该予以特别强调的是,医学人文关怀的缺失如语言不当、不耐烦、不倾听等给患者带来的不良感受成为当前临床上突出的问题。胡大一教授在"胡大一大夫公众号"上写道:一位不到 50 岁的无症状的前壁心肌梗死女性患者,左室射血分数40%~45%。行支架术后,术者当着患者与家属的面讲:"你走了,你丈夫好办,孩子可要受罪了。"胡大一教授批评说:"这个根本就是极不负责任的算命。"这种语言的恶性刺激给患者带来的是严重的不良感受。疾病及其诊疗过程的不良感受可以通过医学技术手段给予缓解,同时,通过医学人文关怀给予患者良性感受是医者应尽的责任!

（二）患者具身感受的量

一维感受和多维感受是从感受量的角度对患者具身感受的考量。

诊疗过程中某一具体环节引发的患者特定的感受即患者的一维感受。例如,研究表明超声内镜检查时注入不同温度的蒸馏水能明显影响患者的感受,注入(40±1)℃热蒸馏水可显著降低患者的不适感受。

在实践中,一维感受的出现是有条件的。疼痛是一种病理性的一维感受吗? 按照国际疼痛研究联合会的定义,疼痛是指一种令人不愉快的感受,可以依据引发机制、持续时间、发生模式、强度和病原学等分为五类,但这种分类遭到许多学者的批评。他们指出:疼痛不仅仅是感觉或知觉经验,它们还是情

---

① ABCDE 理论是美国心理学家艾利斯提出的合理情绪疗法。该理论认为,情绪不是由某一诱发事件 A(Activating event)直接引起的,而是由经历这一事件的个体对这一事件的解释和评价 B(Belief)引起的,而解释和评价则源于人们的信念,即个体对这一事件的情绪和行为反应的结果 C(Consequence)。ABCDE 理论的独特之处在于强调 B 的重要作用,认为 A 只是造成 C 的间接原因,B 才是情绪和行为反应的直接原因。一旦不合理的信念导致不良情绪反应,个体就应当努力认清自己的不合理的信念,并善于用新的信念取代原有的信念,这就是所谓 D(Disputing),即用一个合理的信念驳斥、对抗不合理信念的过程,借以改变原有信念。驳斥成功,便能产生有效的治疗效果 E(Eeffect),使个体在认知、情绪和行为上均有所改善。

感、情绪经验。研究证实了疼痛与基本心理过程之间的相互关系,包括注意、情绪、动机和记忆。除了基本心理过程外,社会因素也能够调节疼痛,如社会排斥、信仰、音乐、虚拟情境、金钱和权利等。

现实中患者的感受往往是多维的:不仅有疾病及其诊疗过程带来的感受维度,还有医疗服务、诊疗环境、医药费用、医患沟通、医学人文关怀等维度。当多维的感受量达到一定阈值,就像物理上各种力汇合成一个合力,患者的感受就会非常的强烈。

《中国医患关系调查研究:第四次国家卫生服务调查专题研究报告(二)》中披露,就医经历中患者存在着多维感受,都是与医学人文关怀有关的:红包现象、就诊手续复杂、医护人员专业水平不高、医护人员态度冷漠、诊断时间短等①。

(三)患者具身感受的度

可承受性感受和不可承受性感受是从感受度的角度对患者具身感受的考量。诊疗过程中尚可忍耐的感受谓之可承受性感受,无法忍耐或难以忍耐的感受谓之不可承受性感受。患者个体承受不良感受的阈值水平差异很大。面对患者遭遇痛苦的感受,医务工作者更多地是鼓励患者坚强和坚持。可是,医生在观察,患者在体验,一个"站在床旁",一个"躺在床上",医者难以体察患者的感受。2006年,原北京军区总医院外科专家华益慰胃癌晚期,做了三次手术,胃全切除。他浑身插满管子,不能进食,胃反流等不可承受性感受一直在折磨这位临床专家。在弥留之际他告诉同事,自己做了一辈子胃癌手术,此时才明白全胃切除后患者的感受有多么难以承受。

(四)患者具身感受的类

患者具身感受的类是从感受的基本类别的角度对患者具身感受的考量。

医学技术与管理事件感受和医学人文关怀感受是患者具身感受的基本类别。前者是指患者在接受诊疗过程中的医学技术与管理事件给患者的感受,如对有创检查、术后造口、药物反应、诊疗环境、就诊流程、候诊时间、手术安排和医疗价格等的感受;后者是指患者对是否具有医学人文关怀的感受,如医务人员的职业态度和行为、是否耐心倾听、是否充分告知等给患者的感受。

在实践中,医学技术与管理事件感受和医学人文关怀感受往往是交织在

---

① 卫生部信息统计中心..中国医患关系调查研究:第四次国家卫生服务调查专题研究报告:(二)[M].北京:中国协和医科大学出版社,2010:124.

一起的。关于护士静脉穿刺时采用的体位给患者感受的研究表明,护士采用坐位(坐在患者身边)为患者进行静脉穿刺时,不仅有助于提高穿刺质量,同时可以使患者获得被关怀的心理感受,如感到沟通更方便,护士更亲切、更有安全感,与护士的心理距离拉近了,等等。在这里,医学技术与管理事件和体现护理人文关怀融为一体,使患者感到安心和安全,从而提高治疗依从性。

二、患者具身感受性:属性和特征

(一)患者具身感受的具身性

患者具身感受的基本属性是具身性。所谓患者感受的具身性,是指患者感受始终受到其身体塑造的性质。患者身体是患者感受的本体、本源、本质和本真。患者身体是患者感受的本体,即患者的身体结构决定患者感受,"我们之所以永远不能理解蝙蝠的感受,就是因为我们没有蝙蝠的身体结构"①。患者身体是患者感受的本源,即患者的各种感受源自患者身体;患者身体是患者感受的本质,即患者身体是决定患者感受的内在规定;患者身体是患者感受的本真,即患者感受虽然属于主观范畴,但对患者而言却是真实存在的。

(二)患者具身感受的感知性

患者具身感受的感知性是患者感受的基本特征,是患者在病患境遇中和诊疗环境里的身体与精神、认知与情绪、病理与心理、外感与内省整合为一的基本属性,是构成患者角色特征的重要基础和重要内容。患者的感知性可以分为内在性、切入性和差异性三个方面。

内在性感知是说患者感受栖存于心理活动之中的属性,即患者感受指向于内,不易为外界察觉。切入性感知是说患者感受切入体肤的属性,即患者感受难以修饰、难以舒缓,对患者而言是一种切身的"客观实在"。差异性感知是说患者感受因人而异的属性,即患者感受不是千人一面而是千差万别的。

(三)患者具身感受的最高位格

灵性感受是患者感受的最高位格。灵性是体现人的精神倾向与生命智慧的范畴,人的灵性体现在人与天、物、他人、自我的关系中追求身体安适感受的特性,体现在与各种关系融洽一体,体验生命价值,超越物我困顿,追求精神信仰和灵魂归属的特性。灵性感受的内容是生命价值、死亡意义、宗教信仰等高位格元素,灵性感受居于患者具身感受的最高位格。

---

① 叶浩生. 认知与身体:理论心理学的视角[J]. 心理学报,2013,45(4):481-488.

患者的生命终末期感受凸显着面临着肉体死亡的哲学拷问、生离死别的亲情割舍、人生价值的终极反思等灵性内容。我国患者群体中宗教人士占比很低,没有将灵魂托付给上帝的文化环境。患者无可逃遁地在生命终末期的感受中挣扎和煎熬,苦苦陷落在与生死相逼的感受空间里难以解脱。

1998 年,世界卫生组织提出灵性健康是健康的组成部分之一,要重视并提供对患者身体、心理、灵性与社会文化层面的照顾。灵性照护的功能就是舒缓患者的不良感受,通过倾听、陪伴、见证、抚慰、安顿等灵性干预方式,帮助患者体悟生命的意义和过程,营造平静与安适的心境。在重视患者生命终末期感受,提供灵性照顾方面,医学、医院、医生要有所作为。

三、患者具身感受源:"三维一体"

美国神经科学家安东尼奥·达马西奥认为,一般情况下感受源发生作用的过程是这样的:身体受到有效刺激—唤起情绪—情绪状态—个体的感受性—意识—唤醒以记忆形式存在的心理内容。所谓患者感受源是指引起患者感受的刺激因素,各种生物、心理、社会的刺激,都可以构成患者感受源。患者感受的形式是主观的,但其感受源既有客观的成分,也有主观因素。甚至某种情绪也可以是感受源。正本清源,患者感受源的研究水平制约对患者具身感受的研究水平。

患者感受源是由患者具身刺激、具身认知和具身情绪组成的"三维一体"结构。患者感受源的构成及其发生作用的过程见图 2。

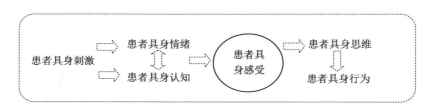

图 2　患者感受源三维一体结构

患者具身感受的形成是患者感受源"三维一体"结构中各要素相互作用的复杂过程,即在具身刺激的作用下,引发具身认知和具身情绪,且三者之间以非线性关联相互作用,构成三位一体的患者感受源,引发复杂的患者具身感受。患者感受源三维一体结构提示:患者具身感受的内容不仅仅是具身刺激,还包括患者具身认知和患者具身情绪。在实践中,患者感受源的复杂性还不仅如此,例如,根据达马西奥的研究:"并没有证据表明我们能意识到所有的感受,反而有很多的证据证明我们并不能。"[①]有些感受并不能完全被意识到,可能存在着患者自己没有完全意识到的感受,这些感受的感受源是什么及其发生机制目前尚不得知。

在患者感受源三维一体结构中,患者具身刺激具有始基的性质和地位。患者遭遇的各种与疾病有关的刺激,这些刺激或作用于、或根源于具体个体的身体,体现为具体个体的身体反应,在这个意义上说,一切有关疾病的刺激都可被称为患者具身刺激。这些具身刺激可以根据不同的标准划分为内源性的和外源性的、物质性的和精神性的、持续性的和间歇性的以及可以承受和难以承受的等不同类型的患者具身刺激。

患者具身刺激的含义本身就蕴含着这样的命题:具身刺激是具有具身差异的,即引发患者感受的刺激,都是患者具体个体的刺激,同一种信号是不是刺激、是什么样的刺激、是否引发患者感受以及引发怎样的患者感受、是否引发患者具身认知和患者具身情绪以及引发怎样的患者具身认知和患者具身情绪、是否引起患者身体的伤害、引起什么程度的伤害等问题,对于不同的患者,结果是有差异的。因此,任何引发患者感受和疾病过程的刺激都是具身的,但是否有临床意义是有差异的。

---

① ［葡］安东尼奥·达马西奥.感受发生的一切:意识产生中的身体的情绪[M].杨韶刚,译.北京:教育科学出版社,2007:37.

第四章 患者具身情绪理论

威廉·詹姆斯开创情绪心理学以来,学术界对情绪与身体的关系、情绪与健康的关系、患者情绪与疾病关系的研究一波三折然而探索不止。20 世纪下半叶,达马西奥以脑科学实验研究为基础,在情绪研究方面取得了重大突破。情绪研究形成了多学科、多角度、多方法探讨的局面,情绪心理学、认知心理学、社会心理学、临床心理学、发展心理学、认知神经科学等分别从各自的学科视角对情绪及其相关问题进行了探讨,情绪研究学术园地群峰竞秀。

患者具身情绪是从医学身体哲学的角度对患者情绪的研究。

第一节 情绪、具身情绪与患者具身情绪

一、情绪：身体变化的总和

（一）被误解的詹姆斯"外周情绪理论"

情绪是心理学传统的研究领域,涉及情绪的生理、认知和行为取向的研究。情绪的生理取向探讨个体生理机制与情绪活动变化的关系,认知取向强调认知在情绪活动中的重要作用,行为取向通过研究情绪的外显行为反应以确定情绪[1]。

情绪被视为非理性的存在。19 世纪末之前,有四位学者将研究的目光投向情绪。达尔文的研究涉及不同文化、不同种族的情绪表达方式,他认为人类的情绪是来自进化过程中早期的遗存,是一种重要的现象。威廉·詹姆斯对

---

① 何世冰,李宏翰. 情绪研究的三种取向：生理、认知与行为[J]. 社会心理科学,2005,20(3)：34-36＋49.

情绪的研究已经触及具身情绪的范畴,最早明确提出了身体与情绪关系的理论。弗洛伊德对情绪病理学做了出色的研究。休林斯·杰克逊在神经解剖学领域进行了开拓性的研究,认为人脑右半球可能是支配情绪的,而左半球是支配语言的。

但是,进入 20 世纪之后,达尔文有关情绪的研究被淡忘,威廉·詹姆斯的"外周情绪理论"被批评为违反常识而受到攻击。1884 年,威廉·詹姆斯对情绪的定义是:"我们对身体变化的感受就是情绪。"①他这样阐述身体的变化决定情绪变化的思想:"我以为:我们一知觉到激动我们的对象,立刻就引起身体上的变化;在这些变化出现之时,我们对这些变化的感觉,就是情绪。知觉之后,情绪之前,必须先有身体上的表现发生。情绪,只是对一种身体状态的感受;它的原因纯乎是身体的。"②对詹姆斯的"外周情绪理论",心理学界不能接受并批评詹姆斯的学说违反常识。问题似乎出在詹姆斯所举的例子上。他举例说,你不是因为害怕棕熊而逃跑,而是因为你逃跑了而害怕。这是一个超越时代的理论,这是一个精妙的例子,直到近 100 年之后,才被一部分人理解和认同。如达马西奥、施塔和卡拉特。达马西奥批评世人对詹姆斯的"外周情绪理论"的误解和攻击。施塔和卡拉特在《情绪心理学》中,用图式诠释"外周情绪理论"的深刻内涵。

事件→认知/评价→身体内部变化→身体行为变化→情绪感受
棕熊→它会扑来→体内生理变化→逃跑行为→恐惧害怕的感受

1894 年,詹姆斯面对众人的误解做了解释,他说,逃跑的原因确实不是棕熊本身,而是你对情境的解释或评价,比如,危险的动物会扑向你③。可是,直到后来的几十年中,很少有人理解詹姆斯为情绪研究建构身体图式的意义和价值。在整个 20 世纪大多数的时间里,关于情绪在实验上没有取得进展。原因是"情绪太主观了,情绪太难于定义并且含糊不清,情绪是人类最好的能

① [美]施塔,[美]卡拉特. 情绪心理学[M]. 第二版. 周仁来,等译. 北京:中国轻工业出版社,2015:14.

② 蓝德. 西方心理学家文选[M]. 唐钺,译. 北京:科学出版社,1959:165-167.

③ [美]施塔,[美]卡拉特. 情绪心理学[M]. 第二版. 周仁来,等译. 北京:中国轻工业出版社,2015:15.

力——理性的对立面,而且人们推测理性完全地独立于情绪"①。20 世纪的科学割裂了身体与脑的联系,把情绪移回到脑中,并把它归为较低的神经层次中。最终,情绪不仅是非理性的,甚至研究它也可能是不理性的。情绪研究,从身体的论域中被"请回"到心理学的视域中。如,我国一位学者的情绪定义是:"情绪是多成分组合、多维量结构、多水平整合,并为有机体生存适应和人际交往而同认知交互作用的心理活动过程和心理动机力量。"②

（二）达马西奥的"情绪革命"

20 世纪下半叶以来,以达马西奥为代表的脑科学家经过一系列缜密的科学实验,在情绪研究方面取得了重要进展,深刻揭示了情绪与身体、情绪与理性之间的关系,为医学身体哲学的患者具身情绪研究提供了坚实的基础。

80 年代之后,达马西奥经过 40 多年的实验室研究,引导人们重新认识情绪,将情绪研究的海拔提升到身体哲学的高度(尽管他本人没有提过身体哲学这个词),被誉为"情绪革命"。一波三折,对情绪内涵的理解,重新回到身体的图式之中。

达马西奥的情绪定义是这样的:"情绪的本质就是身体状态变化的总和。它为无数器官中的神经细胞终端所诱导,并由某个脑系统专门控制,这个脑系统对与某个特定实体或事件相关的思想内容作出反应。"③情绪分为三个层次即背景情绪、基本情绪和社会情绪。背景情绪是身体调控行为的综合表现,是基本情绪和社会情绪发生的身体基础;基本情绪是某些突出的情绪的类别,常见的情绪包括恐惧、愤怒、厌恶、惊讶、悲伤和快乐;社会情绪包括同情、尴尬、羞耻、内疚、骄傲、羡慕、嫉妒、感激、钦佩、愤慨和轻蔑等。

（三）医学身体哲学:身体是理性的存在,也是情绪的存在

1. 情绪是身体的调节机制

情绪是身体(脑和心智)评估身体内在状态与周围环境并做出适应性反应的调节机制。情绪是身体平衡调节机制的一部分,其功能是保持身体的内稳态。

身体是理性的存在,也是心理、情感和情绪的存在。身体每时每刻都在处

---

① ［葡］安东尼奥·达马西奥. 感受发生的一切:意识产生中的身体和情绪［M］. 杨韶刚,译. 北京:教育科学出版社,2007:33.

② 孟昭兰. 人类情绪［M］. 上海:上海人民出版社,1989:12.

③ ［葡］安东尼奥·达马西奥. 笛卡尔的错误［M］. 毛彩凤,译. 北京:教育科学出版社,2007:112.

理内部的和外部的信息和冲突,身体自身具有平衡调节机制。

情绪和感受都参与身体调节,它们的关联程度很高,在身体平衡调节中占位不同,作用不同。情绪与具身刺激源直接相连。情绪形成的速度极快,快到我们的意识不能参与其中;变换时间短,短到转瞬之间。激烈的或平缓的或低落的状态是情绪调节工作的常态,而持续的、长时间的极端情绪状态,无论是长期持续忧郁还是兴奋不已都意味着调节障碍和身体问题。感受的形成可以是在事件发生之际,也可以在事件发生之后;感受是在既有认知的背景下,即时认知参与的过程,是可以积累、可以加强或减弱、可以产生根本变化的过程。在身体调节过程中,情绪色彩对感受影响程度因人因事而异,具身感受可以不完全按照情绪色彩去影响身体行为。

情绪是由简单的反应、反射构成的身体的基本调节机制。感受是更高层次上的调节机制,是由综合的反应、映射构成的,是有意识活动参与的过程,是在情绪基础之上的身体调节机制。

在人类的进化中,简单反应构成的情绪,对提高个体的存活率有意义,因此容易在进化中遗传下来。感受则是脑不断进化的产物。"我们先有情绪,再有感受,因为进化首先产生情绪,然后才有感受。"①

2. 情绪是身体的基本体征

生命体征是用来判断患者病情轻重和危急程度的指征,主要包括心率、脉搏、血压、呼吸、疼痛、血氧、瞳孔和角膜反射等等。其中呼吸、体温、脉搏、血压,医学上称为四大生命体征。它们是维持机体正常活动的支柱,缺一不可,不论是哪项异常都会导致严重或致命的疾病,同时某些疾病也可导致这四大体征的变化或恶化。

情绪是身体的基本体征。身体的基本体征是通过情绪表达来判断身体状态的指征。无论是积极情绪还是消极情绪的表达方式,都是一种身体状态的体征。只有在植物状态或在休克、昏迷状态下,情绪才会停止正常表达。情绪完全消失了就不再是活的身体。

3. 情绪是身体的策动力

情绪左右着一切重大的身体事件。饥饿、繁殖和求生欲,这身体的三种最基本的需要的实现都是在情绪的伴随下完成的。情绪可以给身体以强大的策

---

① [葡]安东尼奥·达马西奥. 寻找斯宾诺莎[M]. 周仁来,周士琛,等译.北京:中国纺织出版社,2022:33.

动力,给为生活幸福的努力投以激励作用,为生活过程带来乐趣。这样的情绪称之为积极情绪,其特征是:第一,强度适中的情绪;第二,方式恰当的情绪;第三,本身适当的情绪。消极情绪有三种情形:第一,过于激烈的情绪;第二,表达方式不合适的情绪;第三,情绪本身就是不妥当的。无论是积极情绪还是消极情绪,都没有正确和错误的区分,只有程度、方式和适当与否的差异。

4. 情绪是推理和决策过程中必不可少的部分

"emotion"(情绪)的本意有"骚动"和"动荡"的含义。在意识哲学的言说中,情绪是一个与理性对立的心理现象。认知科学的兴起更是让科学家们把注意力放在了认知模型和推理过程上。在意识哲学的逻辑中,推理、决策都是排斥情绪的理性活动。临床决策只有去除情绪的干扰才能保持医学思维活动的客观、冷静。

情绪是推理和决策过程中必不可少的部分。脑科学实验表明,负责情绪的脑区损伤后,患者在失去某些类型的情绪的时候,也失去了推理和决策的能力,虽然这些患者负责推理决策活动的脑区并没有损伤。达马西奥的研究成果从根本上颠覆了支配西方几百年的笛卡尔的身心二元论。情绪的价值不仅是身体内稳态的调控机制,而且,人类的理性决策离不开对身体情绪状态的感受[1]。

5. 情绪表达是身体与外部的沟通方式

德斯迪诺等以"情绪即信息"为视角证实了情绪对未来行为的预测作用[2],情绪不是身体内流淌的血液,而是作为社会和文化产品传递的信息,有效沟通让个体能够更好地适应和生存[3]。情绪表达在人们的社交互动中有着重要的作用,是我们生活中不可或缺的一部分,它与理性交织在一起,是我们作为人类的特质之一[4]。情绪语言、情绪行为和情绪表情是情绪表达的三种主要方式,其本质都是身体与外部的沟通方式。

情绪语言包括文字、文学艺术、口语、涂鸦和肢体语言等。书面文字对情

① [葡]安东尼奥·达马西奥. 笛卡尔的错误[M]. 毛彩凤,译. 北京：教育科学出版社,2007：序.

② Desteno D, Petty R E, Wegener D T, et al. Beyond valence in the perception of likelihood：the role of emotion specificity[J]. Journal of Personality and Social Psychology,2000,78(3)：397-416.

③ Boehner K, Depaula R, Dourish P, et al. How emotion is made and measured[J]. International Journal of Human-Computer Studies,2007,65(4)：275-291.

④ Peleckis K. International business negotiations：culture, dimensions, context [J]. International Journal of Business, Humanities and Technology, 2013,3(7)：91-99.

绪的表达以细腻全面见长,文学作品中的各种修辞手法、艺术场景中的各种手段都是为了增强对情绪的表达效果;口语是情绪表达的基本形态,直接、生动、效果强大。有研究认为粗鲁语言有减弱情绪的效应①,可从粗鲁语言这一社会现象视角揭示语言和情绪的关系;涂鸦是艺术治疗的重要方法,可以帮助缓解精神健康问题的困扰(治疗焦虑、抑郁、悲伤、丧失、学习障碍、发育迟缓、饮食障碍、创伤等)以及寻求情感、创造力、心灵成长。肢体语言又称身体语言,是指经由身体的各种动作,从而代替语言藉以达到表情达意的沟通目的。肢体语言的情绪表达能力很强,诸如鼓掌表示兴奋,顿足代表生气,搓手表示焦虑,垂头代表沮丧,摊手表示无奈,捶胸代表痛苦等。当事人以此等肢体活动表达情绪,别人也可由之辨识出当事人用其肢体所表达的心境。

人类情绪表情具有高相似性。达尔文在《人类和动物的表情》一书中揭示了情绪表情跨文化的一致性。在世界的不同地区和不同文化中,情绪表情高相似性、低差异性。神经科学家加德赛克为研究库鲁病在巴布亚新几内亚工作了 10 年,拍摄了 3 万多米长的胶片。2 位心理学家花了 6 个月的时间,发现的事实是:面部表情中所流露出来的情绪是人类共通的。正因为表情是世界语言,影视、文学、戏剧等形式的跨文化交流才成为可能。

6. 身体行为是受到情绪塑造的

斯坦福大学心理学教授詹姆斯·格罗斯的一项研究情绪行为的成果发表于美国国家科学院院刊。研究显示,人们在愉悦状态下更倾向于处理必要却痛苦的事项,而在情绪消极时,则倾向于寻求快感。这些研究剖析了人类的情绪如何塑造其行为,并揭示了人类如何在短期快感与长期幸福间寻求平衡。正确处理这种平衡关系对于个体的健康乃至人类种族的生存都是至关重要的。格罗斯认为,利用积极情绪来完成重要却不那么愉快的事,利用消极情绪来感受愉悦,这可能是幸福快乐的真谛。

二、具身情绪:显现身体状态的符码

(一)具身情绪

所谓具身情绪,是指情绪的感知、体验、表达、评价、调控等是一个与身体有着密切联系的过程。身体哲学研究开拓了具身感受、具身认知、具身情绪的研究新视角,将情绪研究的格局和水准提升到哲学形而上的高度,情绪研究学

---

① 齐原,王梅,岳鹏飞. 粗鲁语言与情绪唤醒的 ERPs 研究[J]. 信阳师范学院学报(哲学社会科学版),2020,40(2):88-93.

术高台拔地而起。

情绪是身体存在的方式,可称之为具身情绪。具身情绪意指情绪并非仅仅是情感状态,而是体现感受、知觉、认知、思维、行为等多维度整合的身体存在形式;情绪并非仅仅是人脑杏仁核等情绪器官的机能,而是体现生理、心理、环境、认知、心智、情感等多维度生命现象相互交融的身体联动机制。斯宾诺莎是最早揭示情绪具身性的哲学家,他说:"通过情绪,我们能理解身体的变化,身体自身行动的力量以及有关身体变化的观念一起,或得到增强或被减弱,或得到帮助或被阻碍。"①梅洛-庞蒂认为,身体调节着认知,影响着思维、情绪和动机等心智过程;身体是情绪发生的策源地,是身体而不仅仅是脑在加工情绪;情绪受到身体结构、身体活动、身体感受、身体知觉、身体经验的影响。同时,情绪改变身体状态。情绪发生变化时,身体的生理状态、肢体行为、面部表情与身体姿态都会发生协同应答显示。

(二)具身情绪工作机理

情绪是身体的一部分,是自我的基本要素和重要的身体功能,情绪是身体进化的伟大成果和重要的精神现象,是值得尊敬的生命活动。因此,梅洛-庞蒂的身体哲学和达马西奥的"情绪革命"之后,从身体角度研究情绪的理论诸峰并起。坎农-巴德学说认为,激发情绪的刺激由丘脑进行加工,同时把信息输送到大脑和身体的其他部位,到达大脑皮层的信息产生情绪体验,而到达内脏和骨骼肌肉的信息激活生理反应。因此,身体变化与情绪体验同时发生。现代情绪调节的脑机制研究揭示,人脑中的前额叶皮层、杏仁核是情绪产生的重要生理基础②。镜像神经元研究是近来认知神经科学研究的热点。通过镜像神经元,人类能够理解他人的情绪感受。当人们经历某种情绪,或者看到他人表现出这种情绪时,他们脑岛中的镜像神经元会活跃起来,镜像机制使之产生了同样的情绪状态。这一成果推动具身认知和具身情绪的深入研究③。斯坦福大学医学院一位首席研究员(Yackle)2017 年在 Science 上刊文指出:呼吸影响情绪的细胞和分子层面的证据已经被发现,其位于脑干深处一个神经元区域,负责将呼吸与平静的情绪状态联系起来。

身体哲学认为,身体调节着认知,影响着思维、情绪和动机等心智过程;身

① 杨鑫辉. 心理学通史(第三卷)[M]. 济南:山东教育出版社,2000:156-251.

② 彭义升,力平,姜媛. 情绪调节脑机制的研究现状与展望[J]. 心理科学,2011,34(6):1325-1331.

③ 叶浩生. 镜像神经元的意义[J]. 心理学报,2016(4):444-456.

体是情绪发生的策源地,是身体而不仅仅是脑在加工情绪;情绪受到身体结构、身体活动、身体感受、身体知觉、身体经验的影响。同时,情绪改变身体状态。情绪发生变化时,身体的生理状态、肢体行为、面部表情与身体姿态都会发生协同应答显示。身体哲学对情绪具身属性内涵本质的揭示,为具身情绪范畴确立了理论坐标,标志着对情绪的认识已由心理体验考量向身体体验考量的转向,成为患者具身情绪研究的理论基础。

三、患者具身情绪:患者"身心气象"的晴雨表

患者具身情绪是与患者身体疾病状态密切相关的多成分组成、多维度结构、多水平整合的患者情感过程,是患者在疾病状态中身体的整体活动,具有不同维度联动而成的保护身体、交流沟通的机制和功能,体现为患者身体不同成分交互演进的反应图式。

患者身体的不适不仅仅是传统意义上的躯体感受,更是一种情绪的体验;患者强烈的情绪体验往往伴随着明显的"躯体化症状"。心理学著名的习得性无助实验揭示了绝望是比躯体痛苦更消极的具身情绪感受。患者具身情绪,是患者"身心气象"的晴雨表。

案例 6

循证医学始祖科克伦二战期间跟随医疗队赴前线后被俘,遇到一位严重胸痛无助哀号的苏军战俘。科克伦听诊发现其有严重的胸膜摩擦音,这种情况下,一般认为患者可能是因为干性胸膜炎而产生的剧烈疼痛。当时科克伦手里没有镇痛药可用,也因不通俄语而无法言说安慰。科克伦坐到病床上,把痛苦的士兵像孩子一样紧紧抱在怀中,患者立刻安静下来。几个小时后,患者躺在科克伦的怀里平静地死去。在这几小时里,科克伦深刻体会到,疼痛并不仅仅是躯体感受,更是一种由身体决定的情绪体验,导致患者痛苦的原因不仅仅是胸膜摩擦,还有绝望引起的恶劣的具身情绪的刺激。

目前,患者情绪研究在情绪与身体结构、负性情绪与躯体疾病、负性情绪与心理疾病、负性情绪与诊疗护理、情绪与认知、情绪与环境、情绪与压力、情绪与遗传、情绪与个性、情绪与人格等方面均已有研究成果问世,但从身体哲学角度研究患者具身情绪,鲜有公开发表的文献。截至 2021 年 8 月 15 日,以"患者具身情绪"为关键词检索,中国知网、万方数据检索结果均"暂无数据";在读秀学术搜索网站,只检索到中文文献 1 篇:《论患者感受》。然而,患者情

绪具有显著的具身性。体察、尊重、调整和关怀患者具身情绪,是诊疗活动和医患沟通的起点,也是医学人文关怀的起点。在医学身体哲学的视野中剖析患者具身情绪,形成身体哲学、情绪心理学和医学多学科的协同研究格局,我们的认知将会更贴近患者具身情绪本身。

第二节 患者具身情绪的属性

患者具身情绪理论可以通过由"具身属性本体观""内在结构平衡观""多维功能整合观""应激事件集结论""情绪架构失衡说"和"过程节点联动观"等属性构成的图式展示,见图3。

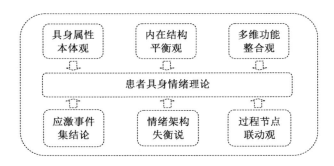

图3 患者具身情绪理论

一、情绪性质:具身属性本体观

具身属性本体观的要义是:患者具身情绪的性质所属是身体本体,具身性是患者情绪的本质属性;患者具身情绪的定义、性质、形态、特征、过程、功能乃至关怀策略均为身体本体和患者情绪具身性所辖所制所定。

第一,患者具身情绪是患者身体的组成部分,是患者身体最丰富的能量源泉,是患者生命活动的一般状态,患者具身情绪的底蕴是患者的身体需要、感受、知觉和态度。

第二,患者具身情绪是基于患者具身感受、患者具身认知和患者人格特质的交互,是患者身体在环境背景中对相关应激事件的反应图式;患者具身情绪是患者身体的基本表征,是患者生活中时时刻刻都在发生作用的情感生态,是检测患者生命过程、苦乐安危的最敏锐的身体标尺;患者具身情绪是患者角色的主要特征,无论居于什么年龄阶段、处在什么特定活动领域、身患何种疾病的患者,都有特定的情绪反应;是影响患者身心健康、疾病转归和预后走向的重要因素之一。

第三,患者具身情绪是与医者具身情绪相互迁移、交互感染、交相作用的存在,经常出现在患者心理活动的前沿;患者具身情绪是一种独特的治疗力量,是医患沟通的重要方式。把患者具身情绪的性质看作病态的、非理性、无意识的活动,看作单纯的生理激活和能量释放,看作刺激—反应链上的终端部分,看作患者认知过程中产生某种冲突的终结等,是将患者具身情绪研究引向心身二元论的认知误区。

二、情绪状态：内在结构平衡观

内在结构平衡观的要义是：患者具身情绪是由不同组成成分、不同强度状态和本真属性构成的整体,各构成单元之间结构失衡是患者具身情绪的基本问题。

第一,从成分结构而言,患者具身情绪由正性情绪、中性情绪和负性情绪组成其情绪结构,快乐、平静和痛苦分别是正性、中性和负性情绪的典型符码。在现实的情景中,患者具身情绪三种不同性质的成分因势流变,顺变而显。

第二,从强度结构而言,患者具身情绪由激发态情绪、平稳态情绪和低落态情绪构成其动态形象,狂怒、平静和忧郁分别是激发、平稳和低落的情绪状态的典型标识。患者具身情绪是三种不同强度状态交互更迭的动态过程。

第三,从属性结构而言,患者具身情绪是患者身体的本真形态,是不可分割、不可选择、不可灭绝、难以改写的本真存在,与健康状态、亚健康状态和疾病状态之间存在着同一性。

第四,患者具身情绪从价值结构而言,本身没有"好情绪"和"坏情绪"的本体论差异,即使是负性情绪,也有其有利于身体的合理功能。以主观需要分割患者具身情绪的整体,以好恶利弊选择患者具身情绪的性质,为不同成分、不同强度、不同本体属性的患者具身情绪涂抹功利色彩和喜好标签,是背离患者具身情绪本来面目的不明智之举。但是,对患者具身情绪的主观评价有"情绪好"和"情绪坏"的认识论不同,即使是正性情绪,不合时宜的张扬,也有遭遇不受欢迎之虞。因此,推崇和选择一部分患者具身情绪,厌恶和强抑另一部分患者具身情绪都是不可为的。

第五，从问题结构而言，患者具身情绪在定义、性质、形态、特征、过程、功能、关怀策略等方面存在一系列需要研究的问题，但患者具身情绪的基本问题是患者负性情绪占据优势，挤占正性情绪的空间，破坏中性情绪的制衡，导致情绪结构失衡、失调、失能，致使身体背离情绪健康状态。情绪结构失衡是患者具身情绪的基本问题。

三、情绪功能：多维功能整合观

多维功能整合观的要义是：患者具身情绪的功能是多维度的整合，不同维度的功能负载着身体对相关应激源、各种情绪情境中不同的应答任务。

第一，适应功能。无论是处于情绪激发态、平稳态和低落态中的哪一种状态，患者具身情绪都是对内外环境的适应过程，具有形成患者感受、影响患者认知、驱动身体行为的适应功能，有意向性地服务于患者身体，使患者适应诊疗活动，适应医疗环境，适应医患交流。

第二，监测功能。患者具身情绪影响知觉中监测相关信息对身体可能产生的影响，通过情绪表达的方式选择相关信息，促进或阻止工作记忆，参与决策、推理和问题的解决。患者具身情绪监测功能是在情绪记忆的基础上开展的，是在患者具身感受、患者具身认知的协同下实现的。

第三，组织功能。一般来说，正性情绪对认知起协调组织的作用，而负性情绪对认知起破坏的、瓦解的或阻断的作用。患者具身情绪可以为具身认知提供情绪背景，可以支配行为，协调身体同环境的关联。患者具身情绪具有促进或延缓，增强或阻碍具身认知的加工效率；选择或支配加工的方向的组织功能。

第四，保护功能。患者具身情绪通过激发患者心理活动和行为的能量保护身体。从进化论的视角看，恐惧和愤怒等患者具身情绪和内驱力本身一样，是身体反应图式中重要的结构成分，是保护身体的一种机制。患者具身情绪增强了内驱力，推动患者采取下一步的行动。

第五，信使功能。患者具身情绪是医患沟通的第一语言，它们承载着比口语和书面语更多的信息，向周围环境传递着不同强度的、携带患者情感特质的、预设行为方向的信号。国外学者的研究认为，不同情绪状态的差异本身，就为人们提供了关于身体、关于疾病、关于医患关系、关于环境是否适宜的信号，积极的情绪状态说明患者所处的环境是适宜的，而消极的情绪状态则表明患者所处环境的有些方面必须加以改善和修正①。

第六，媒介功能。患者具身情绪在医患具身情绪之间发挥着类似路由器连接两个以上网络设备单元的功能，连接着患者和医者的情绪、认知、思维、态度和行为。通过患者具身情绪，医者可以体察患者身体状态的信息、患者对诊疗服务、对医院管理的评价态度和医患沟通方法的薄弱点。尤其是患者呈现负性情绪状态的时候，患者具身情绪在医患情绪间性中的媒介功能就更加值得重视，因为这一功能正是发现医患沟通断路、促进医患双方的交流由此及彼、实现医患共情的桥梁。

四、情绪触点：应激事件集结论

患者具身情绪的特征是患者具身情绪应激事件的集结。

案例 7

某克隆恩氏病患者："我几乎跑遍了上海、南京、北京的大医院，回答都是一个：这是一个全世界都没有根治办法的病。病情反反复复，不断地入院—出院是我生活的基本节奏，每天价格不菲的治疗费用对于我这个不能工作、没有收入的人而言意味着要不断向长辈求援。我不知道我还有几十年怎么活，我的生活中没有快乐，只有煎熬。克隆恩穿孔手术后，引流袋就成为我身体的一部分。我失去了正常社交，我没有尊严可言。从早上到深夜，只要我醒着，心中就塞满了愤懑的情绪：为什么老天对我如此不公？如果不是不忍父母白发人送黑发人，我早就解脱自己了。"（医患情绪研究课题组访谈，编号 HEE012）

[案例 7]中凸显的患者具身情绪的特征，集中体现在患者具身情绪应激事件集结论中。

患者具身情绪应激事件集结论是患者具身情绪的基本特征之一。其要义是：情绪应激源涉及面是广谱的，触及点是随机的，应激事件是散在的；患者具身情绪应激源涉及面是窄谱的，触点是定向的，应激事件是集结于具身感受的。

第一，无论是在理论上还是在实践中，涉及或危及个人利益的相关的事件在特定的情境中都可能引发或诱发情绪，广谱、随机、散在是其特征。

---

① Schwarz N, Clore G L. Feelings and phenomenal experiences//Hiuuins E E, Kruulanski A. Social Psychology Handbook of Basic Principles[M]. New York：Guilford Press，1996：433-465.

第二,虽然在理论上说,涉及或危及患者利益的生活相关的事件在特定的情境中都可能引发或诱发患者情绪,但在实践中,患者具身情绪的应激源是窄谱的,应激事件是集结于患者具身感受的。

第三,患者具身情绪触点指向明确,主要集结于就诊感受、医疗效果、费用支出这类谱系中;应激事件集结在医疗质量、诊疗违规、诊疗环境、服务态度、医疗费用、就医流程、医患沟通等事件分布中。

五、情绪结构:情绪构架失衡说

情绪构架失衡说也是患者具身情绪的基本特征之一。其要义是:患者正性情绪载量不足甚至是严重不足,负性情绪载量超载甚至是严重超载,患者具身情绪具有结构性缺陷。

第一,理想状态下,患者具身情绪是由正性情绪、中性情绪和负性情绪构成的平衡结构,三者相互制衡,其中每一种情绪状态都有自己的边界、独特的功能与价值。只要不逾越边界,负性情绪的功能可以具有积极意义,如愤怒具有身体的警哨作用,悲伤具有恢复身体活力的功效,恐惧则是身体保护机制。

第二,患者的正性情绪往往是缺席的,至少是载量严重不足的,而负性情绪不仅量超载且质变性。失去边界的愤怒、悲伤、恐惧、焦虑、忧郁等负性情绪是情绪健康的损害因素,患者的情绪结构被负性情绪挤压变形,扭曲患者的理性认知和理性行为,患者身体往往受累于失去边界的负性情绪,坠落于色彩灰暗的心绪之中。

第三,患者具身情绪结构中存在负性情绪不是问题,负性情绪结构性失衡且持久超载才是问题。我们无法挑拣情绪,尝试将负性情绪"转换"为正性情绪也是行不通的。我们能做的和应该做的是为正性情绪充电赋能,为负性情绪排量减损,为中性情绪守正扩容;正确地接近患者具身情绪,诚实地解读患者具身情绪,尊敬地对待患者具身情绪,适当地调整患者具身情绪,维系患者具身情绪的结构平衡。

六、情绪过程:过程节点联动观

患者具身情绪的过程特征体现为患者具身情绪过程节点联动。

案例 8

某患者:"做了'低温等离子'鼻甲消融术两个月后,鼻子发干,血流不止。

西北的冬日,冷空气从鼻口毫无遮拦地灌到肺里,整个呼吸道火辣辣地痛,肺里则奇热难忍,像一直烧着一炉火,从内往外扩张,感觉随时都要炸掉。再后来,嗅觉失灵。睡不着觉,要用卫生纸一直塞着鼻孔,才能一段一段地睡。""空鼻症"在各种检查器械面前都是显示指标正常。医院后来干脆跟这位患者说,你的鼻子没问题,是这里(大脑)有问题。"生不如死"这种令人发狂的感受时时刻刻都在折磨这些空鼻症患者。多年奔走往返各家医院反复求医,医院众口一声:检查未见异常,手术没有问题。焦急、恐惧、愤怒、仇恨……他活在压抑、挫败、羞耻、绝望的情绪中!被点燃愤怒和仇恨情绪的患者走上了伤医杀医的绝路①。

这则案例中凸显的愤怒和仇恨的情绪被激发的过程,通过患者具身情绪过程节点联动观可以得到揭示和阐发。

患者具身情绪过程节点联动观的要义是:患者具身情绪经由六个节点的交互联动完成整个过程。

第一,患者具身感受酝酿、触动、激惹患者具身情绪,患者具身情绪引导、推进、强化患者感受。患者感受被否定是激惹患者具身情绪的第一要因,因仪器检查或实验室检查未见异常否定患者感受,失之科学、失之严谨、失之人文。

第二,相关应激事件点燃患者具身情绪。诊断信息、病程发展、预后走向、治疗手段、治疗效果、诊疗费用、治疗流程、患者感受、患者认知、医患沟通、服务态度,尤其医方的漠视等,都可能成为激发患者具身情绪的应激事件。在临床实践中,患者具身情绪激发的致因或诱因往往很复杂,可以是一个突然的想法、一条不经意的评论,或者一个暗示,甚至某种情绪都可以导致另一种情绪的爆发。

第三,患者具身认知介入患者具身情绪。研究发现,患者具身情绪与患者具身认知之间具有"耦合现象":患者具身情绪与患者具身认知相互介入、紧密配合、相互影响,并通过相互作用双方交互传输能量。这就意味着,患者具身情绪之中有患者具身认知;患者具身认知之中有患者具身情绪。患者具身认知影响着患者注意什么、记住什么,以及如何归因、发动、转移、诱发患者具身情绪;同时,患者具身情绪丰富、推进、改写患者具身认知。国外学者的研究发现,那些具有负性情绪特质的患者对自己的身体症状常常会做出与疾病严

① 李淳风. 空鼻症患者之痛[J]. 南风窗,2014(11):41-43.

重性无关的判断和认知①。

第四,患者表情诉说患者具身情绪。患者表达情绪最主要和最直接的方式就是通过身体面部表情的变化和身体姿态的改变。患者表情是面部表情、身段表情、语言表情的总和,是医患沟通有效的、快捷的符号系统,可以用来传递患者具身情绪状态、传递患者行为意图或动作请求。患者表情和患者的情绪的交互作用表现在:表情裹挟、显现、表达患者具身情绪,患者具身情绪支配、推动、传递患者表情。患者微表情是非常短暂、快速的面部运动,大约持续1/25 秒至 1/5 秒,有时难以察觉。当患者试图阻止或是掩饰他们的情绪时,微表情就出现了。患者微表情是自然发生的情绪的表达,是真实的自我的表现。患者的语言声调表情通过声音强度和音色的特异变化表现特定情绪,患者身段表情、语言语气的选择受到不同表情性质的支配。

第五,患者具身情绪反应图式促成患者行为。面对应激事件,患者具身情绪、具身认知、人格特质、社会环境等因素交互作用,构成身体反应图式,促成患者行为。在患者具身情绪呈现激发态如产生愤怒情绪时,直接诱发患者不理智的就医行为的可能性增大。患者的人格特质具有与患者具身情绪反应图式相一致的行为倾向。患者情绪既可能以状态的形式存在,又可能以特质的形式存在。当患者偏执人格、极端个性与患者具身情绪缠绕,医患沟通就成为棘手问题。

第六,患者环境"氤氲"着患者具身情绪。患者环境是以患者身体为中心的周边世界,不仅包括患者在诊断和治疗过程中所必需的微观医疗环境,还包括与患者紧密联系的家庭、社区、社会文化、国家制度等宏观社会环境。其中,医院物理环境和医院人文环境直接影响患者的情绪体验。不良的患者环境可以成为激活和激化患者具身情绪的重要触媒,而适宜的治疗手段、合理的诊疗流程、整洁的院容院貌、安宁的病室布置、规范的医院管理等医院物理环境,和有效的心理支持、情绪安抚、人文沟通、以患者为中心的照护等医院人文环境,以及有关医疗费用的相关政策等,能够使患者体验到被关爱、被照顾的感受,对缓解患者在就医和诊疗过程中的焦虑、恐惧、愤怒情绪具有显著的价值和意义。

---

①　Salovy. P, Rotyman. A J. Detweiler. J B. Emotional states and physical health [J]. Am Psychol, 2000, 55(1): 110-121.

第五章　患者具身认知理论

　　具身认知是指以身体为主体,在具身感受、具身情绪、具身环境等因素的交互作用下开展的认知活动。具身认知将整个身体纳入认知活动中,身体是认知发生的场所和认知的起点,"身体映射"构成认知的机制。患者具身认知图式是与患者具身感受、具身情绪相关联的体现患者具身认知意义的各种因素的具身性的认知结构。疾病进展恐惧、患者疾病性质、患者人格特质、患者性别差异、患者身体活动、患者认知重评、患者认知行为等,共同构成患者认知图式的构架。

第一节　认知、具身认知与患者具身认知

一、认知：从认识论、心理学到身体哲学

　　一般认识论的认知,是主体通过大脑认识客体世界的信息加工活动,是感觉、知觉、记忆、想象、思维等按照一定的关系组成的意识功能系统。一般心理学的认知,是指个体思维进行信息处理的心理活动。信息加工心理学的认知,是基于规则的符号控制的信息加工活动。联结主义的认知,是由简单成分构成的人工神经网络的功能。

　　身体哲学的认知,是指以身体为主体,在具身感受、具身情绪、具身环境等因素的交互作用下实现的综合的认知能力。身体哲学与其他学科认知概念的区别在于：

　　主体超越。一般认识论的认知主体是"大脑"。一般心理学的认知主体是"思维",认知心理学的认知主体是"大脑"。身体哲学的认知主体则是"身体",涵盖了"大脑""思维",凸显了具身认知主体的具身性。

介质超越。一般认识论认知介质是"感觉、知觉、记忆、想象、思维",一般心理学认知介质是"概念、知觉、判断、想象",认知心理学的认知介质是"元素-符号"。身体哲学认知介质是身体和语言,凸显了具身认知介质的具身性。

机制超越。一般认识论认知机制是"大脑的信息加工",一般心理学认知机制是"心理反应",认知心理学的认知机制是"符号结构"。身体哲学认知机制是"身体映射",凸显了具身认知机制的具身性。

归属超越。一般认识论认知的理论归属是"意识功能系统",一般心理学认知的理论归属是"个体心理活动",认知心理学认知的理论归属是"信息加工模型"。身体哲学认知的理论归属是身体综合能力。一般认识论和认知心理学的认知概念属于意识哲学的范畴,二元论哲学的痕迹明显。身体哲学的理论归属是身体能力,凸显了具身认知理论归属的具身性。

二、具身认知:从巴门尼德到梅洛-庞蒂

(一)具身认知思想演进概要

关于具身认知的思想,可以溯源到古希腊哲学家。巴门尼德认为,理智能够保持认知正确,通过身体"感官之路"的认知是不可取的。他说:"不要遵循大家所习惯的感官之路,以你茫然的眼睛、轰鸣的耳朵以及舌头为准绳,而要用你的理智来解决纷争的辩论。你只剩下一条路可以放胆前进。"①巴门尼德宣扬的"理智"其本质是理性抽象与逻辑思维。这种张扬理性思维、贬抑具身认知的观点是理性主义和逻辑中心主义的认识论基础。普罗泰戈拉认为:"人是万物的尺度,是存在的事物存在的尺度,也是不存在的事物不存在的尺度。"②普罗泰戈拉的"人"虽然并不严格地具有身体哲学视域中身体概念的内在规定,但蕴含着身体作为事物是否存在尺度的思想。柏拉图通过对普罗泰戈拉"人是万物的尺度"的批判,建构了大脑—理智—认知的模型。柏拉图认为,理智由心脏和大脑主司。理智的地位是至高无上的:理智是欲望的眼睛,灵魂的向导③。大脑被确定为智慧、理智和认知的中心。在柏拉图那里,身体

---

① 北京大学哲学系外国哲学史教研室. 古希腊罗马哲学[M]. 北京:商务印书馆,1961:50-51.

② 北京大学哲学系外国哲学史教研室. 古希腊罗马哲学[M]. 北京:商务印书馆,1961:138.

③ [美]威尔·杜特兰. 哲学的故事[M]. 金发燊,等译.北京:生活·读书·新知三联书店,1997:37.

并没有成为大脑、理智和认知的统领,反而成了灵魂管辖的对象。柏拉图的认知理论影响千年,直到皮亚杰的认知理论问世方在学理上遭遇了质疑。

皮亚杰的认识发生论对具身认知理论的发展具有举足轻重的地位。他认为,身体动作是认知的基础。从认知发生的角度而言,婴儿拥有感觉运动的智力。皮亚杰指出,婴儿的认知具有一套独特的逻辑,即婴儿的身体动作能够帮助他们形成关于世界的概念。皮亚杰认为儿童生来就具有一种天赋的"语言获得装置",这种语言获得装置是源于身体的感知—运动能力。爱因斯坦评价这种观点是非常简单的理论,但只有天才才能够想得到①。

梅洛-庞蒂的身体哲学将具身认知理论推向高峰。他认为,人们凭借身体认知世界,身体、感受、情绪、认知、行为与环境是一个整体。具身认知的独特之处在于,它把认知从一种抽象的、神圣的精神过程还原为世俗化的、与身体紧密相关、受到身体物理属性及其感觉运动体验制约的具体过程。这样一种观点从根本上颠覆了传统认知主义对认知的定义,除了引发人们对身心关系的新思考外,对于认知的实验研究和技术应用也必然产生革命性的影响②。1996年意大利帕尔马大学里佐拉蒂和同事们发现恒河猴的前运动皮质 F5 区域的神经元不但在它做出动作时产生兴奋,而且在看到别的猴子或人做相似的动作时也会兴奋。他们把这类神经元命名为镜像神经元。这个发现一经公布,立即在全世界科学界引起巨大反响。镜像神经元的发现为具身认知奠定了生物学依据,镜像神经元在动作执行和动作知觉两个阶段被激活的实验佐证了大脑功能整体说和认知的具身特性③。

（二）离身认知向具身认知的转化

1979年8月美国认知科学学会成立是认知科学形成的标志。近半个世纪以来,认知科学发展迅速,经历了学术立场和学术观点区别很大的两个阶段。莱考夫和约翰逊提出,认知科学可以划分为第一代认知科学和第二代认知科学④。

第一代认知科学的特征是离身认知。计算机隐喻是第一代认知科学的基

---

① ［美］西恩·贝洛克. 具身认知:身体如何影响思维和行为［M］. 李盼,译. 北京:机械工业出版社,2017:18.

② 叶浩生. 西方心理学中的具身认知研究思潮［J］. 华中师范大学学报(人文社会科学版),2011,50(4):153-160.

③ 叶浩生. 镜像神经元的意义［J］. 心理学报,2016(4):444-456.

④ Lakoff G, Johnson M. Philosophy in the flesh: the embodied mind and its challenge to western thought［M］. New York: Basic Books,1999:37.

本假设：认知与脑本体无关、与身体无涉，认知只是独立的运算程序，认知过程按某种算法对离散物理符号进行的操作，即图灵机意义上的计算。20 世纪50 年代的"三大革命"集中体现了第一代认知科学的离身性特征。心理学领域的"认知革命"，不认同行为主义认为心理学不应该研究意识，只应该研究行为，把行为与意识完全对立起来的观点。语言学领域的"语言学革命"，以乔姆斯基语言理论为代表。乔姆斯基反对行为主义者认为"语言是通过学习形成的习惯"这一立场，代之以由转换规则构成的所谓"心理语法"来说明人们理解语言的能力。人类学领域的"人类学革命"体现为人类学的心理学转向，从较早的侧重民俗模式的研究转向探讨心智、语言和文化的关系，把文化理解为一种观念、规则和概念系统。无论是"认知革命""语言学革命"还是"人类学革命"，都在追求离身的理性形式，其哲学底蕴依旧没有跳出笛卡尔二元论的窠臼。

认知科学的创立者之一米勒认为"第一代认知科学"学科群由心理学、语言学、神经科学、计算机科学、人类学和哲学为阵容，计算机科学与认知的交汇所形成的信息加工心理学是认知科学学科群中的一门具有特殊重要性的学科。人工智能是不是能够代替身体进行认知和思维的问题旋即为世人所瞩目。第一代认知科学认为认知过程可以类比为计算机的信息加工过程，包括符号信息输入、脑内符号表征加工或计算、加工后的符号信息输出三个阶段。这样的理解把认知限定在了脑内，而包括脑在内的身体则仅仅是认知的"硬件"或载体。

人脑信息处理方式较之图灵意义上的计算存在着根本的区别，认知的形成基于"计算"是难以实现的！"信息加工心理学"因此陷落困境。另一个认知心理学派联结主义提出：大脑是由天文数字般的神经元相互连接构成的复杂信息处理系统。因此，联结主义建构了"人工神经网络"理论模式，力图体现大脑神经元的并行分布式加工和非线性特征，研究目标从计算机模拟转向人工神经网络的建构，以计算方式和计算程序来模拟一组相互联结的神经元及其活动，企图建构一种所谓更"真实"的认知系统。联结主义具有回归脑神经认知的趋向，但联结主义不是脑神经科学，其社会实现层面上依旧是计算机仿真的思路。多达数十种在结构和功能上与大脑真实神经元联结相类似的人工神经网络已经问世。人工神经网络极大地扩展了计算能力，但存在单体本质上依循的是计算规则而非真正神经元及其系统活动问题。联结主义并不是真正回归大脑本身的研究（类似大脑但不是大脑）。它改变的只是模拟对象：从计算机模拟改变为大脑模拟,出发点是模拟,最终落脚点仍是人工智能。按照联结主义的目标建立具有一定学习能力的学习机是可以实现的,而涉及欲望、需求、情绪、感受、认知等身体活动非联结主义的"人工神经网络"所能。时至今日仍然争议不休的 AI 机器人的问题,尤其是以 medical AI、ChatGPT 为代表的强医学 AI 的问题,本质上是以机器主体替代身体主体,走的是"信息加工心理学"或联结主义"人工神经网络"离身认知的老路。

20 世纪 70 年代后期,西方思想界对离身的哲学观、信息加工理论和联结主义提出了一系列新的不同观点,质疑深受二元论哲学影响的第一代认知科学,强调研究认知与身体经验的关系。认知科学中的各个学科都开始了向身体(包括脑)及其经验的回归。认知神经科学的蓬勃发展更是与此直接有关。认知研究经历了一次深刻的范式转变,即从基于机器计算观念的"第一代认知科学"向基于具身性观念的"第二代认知科学"的转变。1999 年,拉考夫和约翰森在《肉身的哲学:具身心智及其对西方思想的挑战》一书中,首次提出了"第二代认知科学"这一提法。

第二代认知科学的特征是具身认知,基本出发点是抛弃计算隐喻,回归身体和大脑;核心特征是认知的具身性即认知源于身体与世界的相互作用;倡导认知是具身的、情境的、发展的认知观念;秉承身体哲学的思想,将身体作为认知主体,主张对认知的研究要回归脑、回归身体、回归认知的自然法则;认知过程是在身体—脑活动的基础上实现的;认知活动和环境是耦合的,认知是身体置身于环境的状况和变化之中的过程[①]。

50 多年前,计算机之父图灵曾列出过一系列他认为电脑永远做不了的事,诸如仁慈心、幽默感、是非观、友好态度、犯错内疚心理以及恋爱心情等,甚至"享受草莓和奶油的美味"的主观感觉体验也在此列[②]。50 多年过去了,我们仍未见到有这样具有感受、情绪和认知能力的人工智能,因为,身体是不可再造的!

(三)梅洛-庞蒂:身体决定认知

身体哲学认为:具身认知是依赖于身体的认知活动。与传统认知将大脑视为主司认知的器官,认知是大脑的属性和功能不同,身体哲学认为身体是认

---

① 李恒威,黄华新."第二代认知科学"的认知观[J]. 哲学研究,2006(6):92-99.

② 李其维."认知革命"和"第二代认知科学"刍议[J]. 心理学报,2008,40(12):1306-1327.

知主体、认知发生场。劳伦斯·夏皮罗说:"身体参与或者影响认知活动。在一定程度上,认知科学并没有足够领会到信息处理实际上都是从身体开始的,就像消化始于唇齿。"①从发生和起源的角度观看,认知必然以一个在环境中的具体的身体结构和身体活动为基础,因此,最初的认知是基于身体的,与具体身体结构和活动图式具有内在关联。换言之,认知是包括大脑在内的身体的认知,身体的解剖学结构、身体的活动方式、身体的感觉和运动体验决定了人们怎样认识和看待世界,我们的认知是被身体及其活动方式塑造出来的,它不是一个运行在"身体硬件"之上并可以指挥身体的"心理程序软件"。因此,认知是身体的认知,心智是身体的心智,离开了身体,认知和心智根本就不存在。

认知科学哲学家韦勒认为,具身认知基本纲领的内容是:"认知置于大脑中,大脑置于身体中,身体置于世界中。"②梅洛-庞蒂说:"身体本身在世界中,就像心脏在机体中:身体不断地使可见的景象保持活力,内在地赋予它生命和供给它养料,与之一起形成一个系统。"③即身体在认知过程中发挥着关键作用,认知是通过身体的体验及其活动方式而形成的,身体决定认知;身体置于世界中,环境制约认知;临床认知过程是身体的主场不是机器的主场。

1. 身体如何决定认知

认知置于大脑中,大脑置于身体中。身体是认知活动的主体。身体结构和功能决定了认知的范围、内容和产生的机理。

身体及其结构规定认知能力的范围。认知能力的范围是由身体的特殊结构所决定的。身体决定具身认知的每一个环节和内容。正常人听觉感受的范围为 20~20 000 赫兹;次声波和超声波都不在身体认知的范围之内。耳朵识字曾经被视为"人体特异功能"而喧嚣一时,最终被以"伪科学"盖棺定论。

身体及其结构决定认知产生的机理。认知产生的机理是由身体的特殊结构所决定的。身体结构产生具身认知功能。身体与认知的关系是双向的:一方面,身体决定认知能力和机理;另一方面,认知状态也决定着身体状态:两者呈现交互作用。具身认知环节的失能,将导致身体状态的严重失衡。

视觉是认知极为重要的环节,视觉受损对认知质量影响很大;视觉完全

---

① Lawrence S A. The mind incarnate[M]. London: MIT Press, 2004: 17.

② 孟伟. 涉身与认知[M]. 北京:中国科学技术出版社,2020:36.

③ [法]莫里斯·梅洛-庞蒂. 知觉现象学[M]. 姜志辉,译. 北京:商务印书馆,2001:235.

失能，认知水平全面下落，身体活动的自主性将受到严重影响。突发性失明时，身体失衡状态尤为凸显。

案例 9

患者沈某，女，67 岁，一氧化碳中毒突发双目失明，由眼科转入神经内科。初步诊断意见是皮质盲，这是一种由大脑枕叶皮质受到毒素影响或血管痉挛缺血而引起的一种中枢性视功能障碍，临床表现为双眼视觉完全丧失。

患者情绪极其烦躁，不配合治疗。护士长百般安慰，效果不好。晚上，护士长在小区没有灯光的黑暗处，用毛巾蒙住双眼做"试盲"实验，用身体体验突发性失明之后的感受：双眼漆黑，恐慌、恐惧，不知道身处何处，不知道前面是不是万丈深渊，身体与世隔绝，身体孤独地处在黑暗中。

北大爱心社设计让学生体验盲人生活，蒙上眼睛，步行两分钟。体验者说：蒙上眼睛，感觉自己走路跟跟跄跄，心里特别不踏实，好像失去了对世界的掌控，真是一件可怕的事情[①]。

2. 环境怎样制约认知

认知是具身的，而身体又是嵌入环境的，认知、身体和环境组成一个动态的统一体。具身认知过程是认知、身体、认知和环境的互动。环境的信息作用于身体，参与具身认知的过程，影响具身认知的结果。正如梅洛-庞蒂所说的那样：知觉和认知的主体是身体，而身体嵌入环境与世界之中，就像心脏嵌入身体之中，情绪、感受、知觉、身体和世界是一个统一体。

3. 情绪、感受、认知三者怎样相互作用

从情绪、感受和认知三者之间的关系看，情绪是身体的基本体征，感受是身体的整体知觉，认知是身体的认识活动。情绪出问题，感受可以调整，认知可以纠偏；感受出问题，认知可以引导；个体认知出问题，个体行为会失误；群体认知出问题，群体行为会失范；时代认知出问题，世界为之付出代价。强调身体的认知能力和价值，当然不是要完全否定大脑思维的重要性或决定作用，只是旨在强调：大脑绝不能单独进行思维和认知，认知是融大脑为一体的身体的整体行为。身体是一个有机系统，它将肉体与兴趣、欲望、冲动、本能、情感、精神、雄心、勇气、魂魄、意志、思虑、情智等诸多内在因素融为一体[②]。

---

① 北大爱心社组织学生蒙眼体验盲人生活[N].北京青年报，2006-05-11.

② 张之沧，张尚. 身体认知论[M]. 北京：人民出版社，2014：310.

三、患者具身认知：我"视"故我在

患者具身认知是患者在疾病状态下、诊疗环境里、病程进展中的认知活动，是与患者身体共在共生的存在。患者具身认知以具身刺激为原点、具身情绪为氛围、具身感受为基础、具身心智为支撑；患者具身感受、具身情绪在其中发挥着重要作用；患者身体生理特征、疾病状态、知识结构、社会环境、人格特征等要件嵌入患者具身认知构成中。患者具身认知的本质特征是具身性，患者身体规定着患者认知的特征与范围，制约着患者对认知内容进行加工和调节，影响着患者情绪、思维、判断和动机等过程。

患者具身认知的实质是一种身心整体观。"视看"是具身认知体察世界、介入世界、解说世界的触点。面对世界是"心看"还是"视看"？是哲学史上绵延数千年的具有争议的故事。是身体视看世界还是精神视看世界？这是身体哲学与意识哲学的根本分歧之一。是我"视"故我在，而不是我"思"故我在，这是身体哲学的核心命题。

柏拉图哲学的核心范畴"理念"一词的本义是"视看"。只是柏拉图的"视看"是心灵之眼的"心看"；笛卡尔的"我思"是"精神看"；胡塞尔现象学的视看是一种主观意识的"本质看"。梅洛-庞蒂认为，这些都是脱离身体的视看的形而上学①。对世界的视看、认知不能独立于身体的感受和运动而存在。认知世界仅有意识是不够的，人的认识活动是身体的主场，由意识和自然构成整体结构。与世界最直接的接触是"视看"不是"心看"；是"我看"，不是"我思"；是"身体看"，不是"意念看"。

当代医学存在的一个危险倾向就是淡化、弱化、虚化临床认识主体的"身体看"，深化、强化、实化"机器看"。"身体看"是指在临床诊疗中突出临床认知的身体主体地位，强调医患身体主体间性，倚重医者和患者的身体感受。"机器看"是指在临床诊疗中将医疗技术设备提供的信息作为诊疗的强势依据，放弃临床认识身体主体的核心地位。身体哲学不否认"机器看"的医学价值，但轻视"身体看"而倚重"机器看"，是当前临床诊疗过程中的普遍现象，尤当引起高度警惕。"身体看"与"机器看"博弈的本质是：临床认知过程是身体的主场还是机器的主场？以"身体看"为主场的医学，不仅具有生物医学的价值，更具

---

① ［法］莫里斯·梅洛-庞蒂. 行为的结构［M］. 杨大春，张尧均，译. 北京：商务印书馆，2005：199.

有人文医学的温度。

第二节 患者具身认知图式

一、患者具身认知图式：患者认知主体的表征方式

梅洛·庞蒂说："不存在内部的人，人总是处于世界之中，并且只有在世界之中，我们才能认识自身。"①患者总是活在患者的世界中，活在患者具身情绪、具身感受和具身认知中，活在患者具身行为的逻辑中。只有认识患者的世界，才能理解患者的认知；只有理解患者认识图式，才能走进患者的世界；只有走进患者的世界，才能理解患者具身认知存在的问题。

患者具身认知图式是指围绕患者认知主体组织起来的认知单元的组织结构和表征方式，这些认知单元不是个别成分单独地发生作用，而是一个整体结构。患者具身认知图式与患者具身感受、具身情绪相关联，具有体现患者具身认知存在问题的功能。所谓患者具身认知存在的问题，是指患者认知中出现的偏倚、偏执甚至是障碍。这些认知问题都是具身性的，出现的原因可以从病况情境因素、疾病进展恐惧、患者疾病性质、患者人格特质、患者性别差异、患者身体活动、患者认知重评等患者认知图式的认知单元进行分析。

二、患者具身认知图式：认知单元的组织结构

（一）病况情境因素

影响患者认知的病况情境因素有：心理素质和人格素质；疾病的性质、程度和预后；治疗手段、治疗效果、治疗费用和病程；情绪关怀、感受关怀和医学管理水平；社会资源支援、家庭关系、社会工作与责任等。这些制约因素，或直接或间接（方式）、或强烈或平缓（程度）、或瞬时或持续（时间）、或院内或院外（地点）、或一维或多维（数量）地制约着患者认识和评估自身的疾病以及相关的人和事。

杜治政教授说：患者是从社会角度认知疾病的。当得知自己患病时，第一

---

① Stern D N. The interpersonal world of the infant: a view from psychoanalysis and developmental psychology[M]. London: Karnac Books, 1998: 34.

反应就是夫妻和家庭关系、经济收入、老人的抚养和子女的成长，还有自己的事业和前途，等等。对患者认知现象要将其放置到患者的情境中才能得以理解①。

（二）疾病进展恐惧

疾病进展恐惧的概念与达摩克利斯之剑的历史故事联系在一起。古希腊狄奥尼修斯国王请他的朋友达摩克利斯赴宴，命其坐在用一根马鬃悬挂着的一把寒光闪闪的利剑下。这个著名的典故，被用于描述处于危情之中的状态。"疾病进展恐惧"最早被称为"达摩克利斯综合征"，可见疾病进展恐惧对患者的压力之巨、对患者具身认知影响之大。

疾病进展恐惧是引发患者不良具身情绪、制约患者认知的严重的心理事件，是患者世界中对患者认知影响最大的首位因素，也是患者具身认知存在的最普遍的问题。性质严重、病程较长、治疗周期长、治疗副作用大、治疗效果不如人意等因素，是患者陷落在疾病进展恐惧的负性情绪中的致因。有学者研究显示约 22%～87% 的患者存在中度的疾病进展恐惧②。

（三）患者疾病性质

疾病性质是疾病的质的规定性。不同性质的疾病对患者认知功能的影响具有差异。据研究，精神分裂症是一种脑组织功能障碍疾病，患者的主要问题是认知功能障碍。精神分裂症高危人群存在广泛的认知功能损害，主要表现为：注意力、言语记忆、视觉记忆、言语功能、执行功能、构建功能受损。精神分裂症认知功能损伤的机制可能与脑组织多巴胺（DA）活动异常有关。认知功能的改善可以显著提升精神分裂症患者的预后③。抑郁症患者除情感障碍外，常伴有广泛的认知功能障碍，主要是注意力、记忆力以及执行功能等方面的损害，而执行功能则是人类的高级认知功能④。

脑神经系统直接关联认知活动，脑神经系统的相关的疾病程度，与患者认知问题关系密切。据研究，脑损伤程度是脑外伤患者发生认知障碍的直接影

---

① 杜治政. 共同决策：弥合分歧，营建医患同心的医疗[J]. 医学与哲学，2018，39（4A）：1-6.

② Yuan Yang，WenLi，Yunhong Wen，et al. Fear of cancer recurrence in adolescent and young adult cancer survivors：A systematic review of the literature[J]. Psycho-oncology，2019（4）：675-686.

③ 杨康，杨晓敏，鲍天昊，等. 精神分裂症患者认知功能损伤的研究进展[J]. 四川精神卫生，2019，32（4）：367-370.

④ 罗琳琳，周晓林. 执行功能与数量加工：回顾与展望[J]. 心理科学进展，2004，12（5）：714-722.

响因素,脑损伤程度越严重,患者越容易发生认知障碍,这可能与患者体内血清皮质醇浓度变异度随着损伤程度的加重而增加有关。在脑外伤患者急性期,剧烈头痛提示患者的病情凶险,神经系统受损严重,认知功能相对较差[①]。脑胶质瘤患者存在各种各样认知功能障碍,肿瘤本身、肿瘤相关并发症(继发性癫痫、梗阻性脑积水和肿瘤内出血)、治疗措施(包括手术、放疗、化疗、抗癫痫治疗等)都可能从不同方面损害脑功能,认知功能障碍可能源于这些因素综合作用的结果。瘤周水肿、肿瘤体积大小、肿瘤性质、肿瘤位于不同大脑半球和不同脑叶等因素也可能影响患者认知功能[②]。

还有一部分并非脑神经系统疾病的患者,认知问题也很明显。慢性心力衰竭患者的认知功能受到左室射血分数、心房颤动等病理变化影响。慢性心力衰竭患者的认知功能与生活质量呈正相关,认知功能障碍患者的生活质量更差。因此,医护人员应将对慢性心力衰竭患者认知功能障碍的筛查作为临床常规评估的一部分,对认知功能障碍的慢性心力衰竭患者采取针对患者认知功能下降的个体化的治疗和护理措施,预防或延缓慢性心力衰竭,使患者提高生活质量[③]。肝豆状核变性病是一种以进行性加重的锥体外系症状、肝硬化、精神症状及角膜色素环为主要表现的常染色体隐性遗传性铜代谢障碍性疾病。Lauterbach 等研究发现,约占 25%~30% 的肝豆状核变性病患者存在认知障碍,主要临床表现为智力低下、注意力减退、反应迟钝、记忆力障碍、语言功能障碍、学习能力下降、执行功能下降、痴呆等[④]。

患者术后引发的认知功能障碍问题近年来受到学者关注。术后认知功能障碍是指术后患者的认知功能包括记忆力、注意力、定向力和思维能力的损害[⑤]。术后认知功能障碍是患者术后常见的并发症,严重影响术后患者的身体

---

① 张雪茄,郝习君,李朝征,等. 脑外伤患者认知功能障碍的危险因素[J]. 中国康复理论与实践,2022,28(2):212-219.

② 余汉辉. 脑肿瘤患者认知功能及其影响因素研究[D]. 南方医科大学,2011.

③ 杨慧锋,林梅,韩颖,等. 慢性心力衰竭患者认知功能相关性研究与生活质量的相关性[J]. 中国老年学杂志,2018(11):2774-2776.

④ Lauterbach E C, Cummings J L, Duffy J, et al. Neuropsychiatric correlates and treatment of lenticulostriatal disease: A review of the literature and overview of research opportunities in Huntington's, Wilson's and Fahr's diseases[J]. The Journal of Neurorpsychiatry and Clinical Neurosciences, 1998,10(3):249-266.

⑤ 王新德,汤慈美. 神经病学:第 7 卷:神经心理学[M]. 北京:人民军医出版社,2001:271-297.

恢复,增加医疗负担,有研究显示其发生率在 20% 左右[1]。

(四)患者人格特质

患者人格特质导致的认知问题是最具有个性的类型。人格特征是具身认知的心理底色。人格虽然蛰居身体深处,但终究要在认知平面上留下人格的烙印。人格特征具有鲜明的个体差异。对同样的诊疗事件,不同的患者感受不同、体验不同、认知不同,如此个体差异在生理特征上很难找到其根源。多项艾森克人格问卷研究(EPQ)发现,人格特质与具身情绪、知识结构、认知环境、具身认知有关[2],其中人格特质与具身认知个体差异的关联性最强。

D 型人格,又叫作心理忧伤人格,是指具有高水平的认知扭曲、消极情感和社交抑制的行为模式。据研究,约 25% 的冠心病患者存在 D 型人格行为,这种人格特征是冠心病死亡的独立危险因素。消极情感、社交抑制越严重的个体,认知偏差明显,其更倾向于采用非适应性情绪调节策略来应对眼前的困境。而这种不良的情绪调节策略不仅容易使个体出现负性心理困扰或攻击性行为,易导致心脏病的突发甚至猝死,还能使其心率、C 反应蛋白等生理反应增强,从而加重其冠心病的风险[3]。

(五)患者性别特征

一般而言,心智活动是有性别差异的,患者具身认知问题也是这样。Tolin 等[4]发现,性别不同,对事件的认知评价也是不同的。女性与男性相比,更容易产生负性的认知。Lazarus 认为,情绪从来都是对认知活动的反应,在认知情绪调节中,与男性相比,女性的情绪对认知的负面影响更为明显[5]。据研究,对于应激性失眠而言,适应性和非适应性认知情绪调整分别会增加或降

① 张静,安松林,王黎明,等. 患者健康问卷抑郁量表在肝癌患者中的应用[J]. 中华行为医学与脑科学杂志,2016,25(7):646-649.

② Wilson K, Gullone E. The relationship between Personality and Affect over the lifespan[J]. Personality and Individual Differences, 1999,27(6):1141-1156.

③ 程梦吟,张瑞星,常明钰,等. 冠心病患者的认知性情绪调节策略和 D 型人格行为[J]. 中国心理卫生杂志,2020,34(7):584-588.

④ Tolin D, Foa E. Sex differences in trauma and posttraumatic stress disorder:a quantitative review of 25 years of research[J]. Psychological Bulletin, 2006, 132(6):959-992.

⑤ Lazarus R S. Cognition and motivation in emotion[J]. American Psychologist, 1991,46(4):352-367.

低其易感性;而在其中,女性更多采用自我责备、沉思和灾难化等认知情绪调节策略,较少采用积极重新评价的认知情绪调节策略。女性敏感性高,在遇到应激情境时更渴望他人的照顾和关爱。更多地采用不良的情绪调节策略,可能是女性应激性失眠风险高的一个重要原因①。国外有研究表明,女性与男性比较而言更多地使用"沉思"和"灾难化"等非适应性策略②。

(六)患者身体活动

身体活动是指能量消耗高于休息时的新陈代谢水平的人类身体运动。身体活动作为认知保护性因素受到国内外学者越来越多的关注。已有研究证实,身体活动可通过增加心肺功能来改善多种认知功能,延缓认知问题发生的时间,减轻认知问题严重程度。如认知加工速度、记忆力、执行功能、基础感知功能等。有研究揭示,职业身体活动越多,延迟记忆、语言能力和总体认知功能可能保持得越好③。

患者身体的活动程度不同地受限于病患且与患者的认知功能具有程度不同的关联。患者肢体运动功能与认知功能的关系尤为明显。认知功能与运动功能的关系密切。上肢比下肢的运动功能更为精细,可增强皮质兴奋性;上肢功能受损不利于神经元修复再生,影响神经功能恢复。上肢功能障碍是脑外伤患者认知障碍的危险因素。脑卒中患者上肢功能越差,认知障碍越明显④。

(七)患者认知重评

患者认知重评是指患者重新评价疾病状态个人意义的认知形式,包括"评价重视"和"评价忽视"两个方向的路径,目的在于以一种更加合适的方式理解疾病状态,调整已经存在的认知问题,防范可能出现的认知问题。"评价重视"是患者接受或增强对疾病状态严重程度及其对身体和生活影响程度的评价;"评价忽视"是患者调整或减弱对疾病状态严重程度及其对身体和生活影响程度的评价。患者认知重评的实质是一种压力应对策略。

---

① 高存友,甘景梨,段惠峰,等.认知情绪调节策略对应激性失眠易感性的影响[J].国际精神病学杂志,2016,43(1):83-86.

② Garnefski N, Kraaij V. Relationships between cognitive emotion regulation strategies and depressive symptoms: a comparative study of five specific samples[J]. Personality and Individual Differences, 2006, 40(8): 1659-1669.

③ 王云辉,范宏振,谭淑平,等.社区老年人身体活动与认知功能的关系[J].中国心理卫生杂志,2016,30(12):909-915.

④ 张雪茄,郝习君,李朝征,等.脑外伤患者认知功能障碍的危险因素[J].中国康复理论与实践,2022,28(2):212-219.

压力与应对理论认为,个体对压力事件的评估决定了其对待压力事件的情感或行为反应①。患者对压力事件的正负性评价不仅影响患者采取的应对措施,还能直接影响患者的生活质量。有研究显示,肾移植受者对目前的健康状态倾向于评价为"挑战"。感知健康能力、领悟社会支持、药物副作用困扰、移植术后时间、透析时间、性别、年龄、婚姻状况和文化程度等是肾移植受者健康认知评价的影响因素②。

综上,在患者认知图式的构架中,患者的病况情境因素是影响患者认知的内外环境条件;患者疾病性质是影响患者认知的病理学依据;患者的疾病进展恐惧和患者人格特质是影响患者认知的心理学特征;患者性别差异是影响患者认知的女性学阐释;患者身体活动是影响患者认知的生理学条件;患者认知评估理论是对患者疾病状态的重新评价。这七个知识单元共同构成患者认知图式,在实践中发挥着辨识患者认知、调整患者情绪、健全患者心智和纠偏患者行为的功能。

三、患者具身认知图式的机制：交互作用与整体关联

患者具身感受、情绪、认知和行为的交互是患者具身认知图式的工作机制,体现着患者具身认知多因素的整体关联。

（一）患者具身感受、具身情绪与具身认知的交互作用

在疾病现象场域中,患者具身感受、具身情绪、具身认知和具身行为是整体地存在于身体之中交互作用的过程。

具身感受是具身认知的基础和素材,具身认知是具身感受的综合与规定。没有具身感受,认知只是等待演奏的理性键盘,认知交响曲无从弹起;没有具身认知,具身感受散在而又无所指向。比如,患者认为奥密克戎感染与普通感冒不同,是在患者感受到奥密克戎病毒感染给身体带来的感受要比普通感冒难受得多的基础上做出的对奥密克戎感染的认知和评价。

患者具身认知与具身情绪的交互体现在:认知引发情绪,情绪改变认知。彼得斯曾提出:"情绪的核心是评价性的认知。当人们身处某个情境,人们评价情境为满意或不满意的,有益或有害的,进而产生情绪。人们只有知道自己对情

---

① Folkman S, Lazarus R, Gruen R J, et al. Appraisal, coping, health status, and psychological symptoms[J]. J Pers Soc Psychol, 1986, 50(3): 571-589.

② 滕沙,尚雅彬,林晓鸿,等. 肾移植受者健康认知评价影响因素的调查研究[J]. 护理学杂志,2015,30(22): 8-11.

境的评价如何,才能知道自己体验到何种情绪。评价是情绪的起因,不仅能引起生理变化,还能引发人们的动机和欲望,进而产生行为。情绪的生理变化是在人们对情境的评价过程中发生的。"①患者的动机、欲望是具身认知加工具身感受信息的重要的影响因子,也就是说患者认知并不是纯理性的过程。患者情绪不仅涉及患者如何评价诊疗事件、疾病预后和医患身体主体间性,还包括患者对疾病过程、诊疗环境、医患身体主体间性的认知,是患者情绪触发的机制。艾克曼认为"评价引起了神经环路,一旦特定情绪的神经环路被激活,就会产生特定的行为、表情等,进而成为特定的情绪体验,即特定的评价模式引起了特定的情绪程序"②。阿诺德的评价理论认为,患者的认知成分(在刺激之后)是情绪的开始和前提。个体对情境的评价引起了情绪。例如,疾病进展恐惧是患者评价疾病可能出现不良预后而引发的情绪,恐惧是患者评价某个情境为危险而引发的情绪③。

患者情绪的产生过程以患者具身感受为起点,以患者认知为支持,以患者情绪产生为触发。患者的动机、欲望④,或者是计划和目标,即使面临同样的治疗问题,不同患者的认知是有明显差距的。拉扎勒斯认为患者认知评价是所有情绪状态的构成基础和组成特征,当认知的内容、评价、判断不同时,情绪也不同⑤。曼德勒认为生理唤醒是由人们对将来的目标或计划的解释引起的,认知的内容决定了情绪的种类⑥。

(二)患者具身认知、具身情绪与具身行为的交互作用

具身情绪与具身认知相互影响、相互作用,共同作用于患者具身行为;同时,患者具身行为的结果,也影响着具身情绪和具身认知发生变化。

1. 通过患者认知调整患者情绪

杜威认为,情绪实质上就是改变人们的行动准备的某些机制或行动准备

---

① Lyons W. Emotion[M]. New York:Cambridge University Press,1980:50-51.

② Power M,Dalgleish T. Cognition and emotion:from order to disorder [M]. New York:Psychology Press,2008:149.

③ Jan de Houwer,Hermans D. Cognition and emotion theories [J]. New York:Psychology Press,2010:115.

④ Power M,Dalgleish T. Cognition and emotion:reviews of current research and to Theiries[M]. New York:Psychology Press,2008:42.

⑤ 陈少华. 情绪心理学[M]. 广州:暨南大学出版社,2008:45.

⑥ Power M,Dalgleish T. Cognition and emotion:from order to disorder[M]. New York:Psychology Press. 2008:86,82-84.

的某些状态①。任何情绪的发生和调整都依赖于个体的认知。患者的认知是患者对某种医学思想、医学技术所抱的坚定不移的观念和真诚信服与坚决执行的态度。患者的认知是情感和意志的融合统一。患者认知是一种综合的精神状态，不是一种单纯的知识或想法。在本质上，患者认知表达的是一种对医学、对治疗过程、对医患身体主体间性的态度。患者认知强调情感的倾向性和意志的坚定性，它超出单纯的认知范围，有着更为丰富的内涵，成为一种综合的精神状态，并左右和指导着患者的认知评价和患者具身情绪。由是，通过患者认知调整患者情绪成为一种合理性的存在。

通过患者认知调整患者情绪，可分为适应性和非适应性认知情绪调节。

适应性认知情绪调节是患者运用积极认知方式处理应激事件，减少负性情绪的损伤，从而产生有利于患者疾病好转的具身认知行为。国外学者列举的适应性认知情绪调节策略有放松、幻想、理智化、认知重构、转移注意、降低社会比较、接纳、祈祷和宿命论等方式②。接纳、认知重构是一部分患者常用的适应性认知方式。如冠心病患者采用适应性认知情绪调节能降低心率、外周阻力等心血管反应，从而改善其心血管功能。

非适应性认知情绪调节是患者运用消极认知方式处理应激事件，增加负性情绪的损伤，从而产生不利于患者疾病好转的具身认知行为。国外学者列举的非适应性认知情绪调节策略有沉思、自责、责备他人、灾难化等方式。沉思、灾难化等是一部分患者常用的非适应性认知方式。

2. 通过改善患者认知纠偏患者行为

按照传统行为主义的理论，人的行为是环境的产物，患者的行为、患者的生活与诊疗环境相关联，认知对行为的影响被忽略；依照新行为主义的主要代表人物阿尔伯特·班杜拉的理论，人们的认知活动和他们的行为之间存在着因果关系，人们的行为是认知和环境交互作用的结果，患者的行为不仅与其环境有关，更与其认识过程有关。通过医学干预、身体关怀、音乐治疗、身体运动、认知康复和认知行为疗法等路径可以改善患者的认知。

（1）医学干预。通过医学方法如药物治疗或康复训练是否能够改善患者

---

① Dewey J. The theory of emotion: the significance of emotions[J]. Psychological review，1895，2(1)：16.

② 胥兴春. 认知情绪调节策略研究述评及其展望[J]. 江苏师范大学学报（哲学社会科学版）2014，40(1)：148-153.

认知,需要做具体分析。很多种类的疾病过程都有认知功能减退或认知障碍,医学干预的效果在不同的疾病不同的患者身上差异很大。以精神科疾病为例,目前医学实践中改善认知不是精神科的主要治疗目标。精神科开展的以消除幻觉妄想,消除消极想法,消除躁狂,睡眠安宁为主的治疗都必然带来认知的提高。很多病程短的年轻人在病情改善后,认知普遍提高。在老年患者的认知方面,如果是单纯的痴呆,几乎从未见有改善。如果是情绪抑郁下的痴呆,药物和训练会使其有很大改善。科研上,认知障碍尚无根本的病理上的突破,当然我们可以看到单纯的老年痴呆会有脑萎缩现象,但是也有脑萎缩的人并不痴呆。我们会看到脑损伤后人的认知下降,但是也有人脑严重损伤后认知保留。目前认知障碍到底是脑的什么地方出了问题,只有很多宏观的假说,并无确切定论。因此,医学干预改善认知效果不稳定。

(2)身体关怀。所有促进身心健康,改善具身感受、具身情绪、具身认知的行为,都是身体关怀。对患者不同维度的身体关怀,于患者的认知都会产生不同程度的影响。其中,医学技术关怀是通过诊疗护理等医学活动对疾病的治疗促进患者的认知改善;医学服务关怀是通过医院管理活动营造舒适就医环境改善患者感受和患者情绪促进患者的认知改善;患者具身感受关怀和患者具身情绪关怀直接作用于患者的认知,是促进患者认知改善的重要路径。

(3)音乐治疗。音乐负载着丰富的情绪,氤氲和酝酿着各种情绪。音乐可以优化感受、调节情绪、改善认知、协调行为。研究表明,舒缓且越来越低沉的旋律使听者产生忧伤情绪,而越来越高亢的旋律则使人兴奋,这两种效果结合在一起,能使人脑产生跌宕起伏的情绪活动。

Tsang 等通过脑电图研究发现,愉快和高兴的音乐片段可以更明显地激活左侧额叶相关脑区,而恐惧和悲伤的音乐片段更强烈地激活右侧额叶相关脑区[1]。应用现代成像技术研究发现,在听音乐时大脑的双侧脑区和边缘结构(例如眶额皮质,海马旁回和颞叶)被激活,这表明音乐能够调节情感核心区域的活动[2]。据研究,音乐治疗对改善患者具身情绪和具身认知,改善患者具身行为具有一定价值。研究发现,音乐的介入可以在常规护理的基础上进一步

---

① Tsang C D, Trainor L J, Santesso D L, et al. Frontal EEG responses as a function of affective musical features[J]. Annuals of New York Academy of Sciences,2001,930(1):439-442.

② Chen Y, Hicks A, While A E. Depression and related factors in older people in China: a systematic review[J]. Reviews in Clinical Gerontology,2012,22(1):52-67.

改善老年痴呆患者的睡眠状况,主要体现在提高睡眠质量、延长睡眠时间、减少夜间觉醒次数等方面①。研究证实,经过为期 3 个月的音乐治疗,夜游症患者的夜间游走次数、焦躁言语和行为减少;团体音乐活动可以有效降低中轻度老年痴呆患者躯体攻击行为、语言激越行为的发生频率②。

国外有学者提出了认知、情感、行为、音乐四联干预模式。借助四联举措的层层递进与交互干预,有效提高患者对骨科手术的认知度,帮助患者从自身潜意识上指导日常实践,能起到有效的干预作用,对改善负性情绪大有助益。中国学者引入四联干预模式,借助音乐安抚策略的落实,帮助患者转移对疼痛的专注度,提高机体对疼痛的耐受阈值,降低感知。其中,音乐能为患者提供律动性乐符,帮助个体追溯内心对美好事物的真实性感知,有效改善机体的焦虑、抑郁情绪,使患者逐步向冥想状态过渡。通过旁白语录的引导,帮助患者步入相对平和的身心状态,再借助富含正能量的诗词诵读,帮助患者感知美学与现代文学相整合的最高境界。音乐能帮助个体直视自身当前的精神情感世界,减缓身心应激所致的负面影响,进而提高患者对外部环境的适应性。另外,律动性乐符通过对耳膜的震动作用,使大脑合成类似于多巴胺类生理活性成分,进而帮助患者在主观感知层面构建愉悦感,使机体对疼痛的感知度有所减缓③。

(4)身体运动。通过药物干预改善患者认知的效果是有限的,所以,非药物干预改善患者认知受到关注。身体运动干预是非药物干预的主要形式,开展系统性和重复性的身体活动,以稳定或强化某项身体功能实现改善认知的目标。常用的有有氧运动、抗阻力运动、多模式运动训练等。

有氧运动有利于加速人体血液循环,提高及改善大脑血流量与氧供,促进大脑获得充足营养,以达到对大脑结构及功能的保护作用,可促进增强记忆力、平衡能力、执行能力,提升其协调性,长期坚持有氧运动有利于改善轻度认知功能障碍患者的认知水平。抗阻力运动有利于提升特定的认知表现,抗阻力训练比平衡调节更能增强受检者的执行功能,有利于加强记忆力,降低大脑

① 蹇正清,刘静,夏昌华等. 积极音乐疗法对老年痴呆患者睡眠障碍的影响[J]. 山西医药杂志,2013,42(9):1069-1071.

② 杜玉巧,赵欣. 音乐护理干预对中轻度老年痴呆患者激越行为及认知功能的影响[J]. 中国老年保健医学,2018(4):128-130.

③ 王芳春,徐虹,肖先芸. 认知、情感、行为、音乐四联干预模式对骨科围术期患者的影响[J]. 齐鲁护理杂志,2021,27(12):85-88.

皮质、白质萎缩。多模式运动训练有助于直接提升认知功能障碍患者的视觉空间、注意力以及执行能力,改善手眼协调能力。身体运动增加大脑血氧含量,在此过程中促进了大脑结构及功能连接的适应性①,可以改善大脑前额叶皮质区域、大脑中轴线上皮质区域、大脑边缘皮质的功能活动性,进而起到改善认知功能的作用,这可能与运动通过刺激心肺功能提高有氧能力相关②。

（5）认知康复。认知功能障碍是获得性脑损伤（脑卒中、脑外伤、帕金森病、脑瘫、各种痴呆等）后常见的损害。按照流行病学资料推算,我国可能有800万脑血管病患者和1 600万以上认知功能损害患者③。认知障碍涉及知觉（包括失认、失用、视空间技能等）、注意、记忆、运算、推理、概念形成、问题解决、执行功能、信息加工速度以及失语等多个领域。这些功能损害对于患者日常生活的影响几乎是毁灭性的,给家庭和社会带来沉重和巨大的负担。

认知康复训练是脑损伤后认知功能再学习的过程,包括基本技能再训练和将教育和训练的成果应用到日常生活中的训练,以改善实际生活活动能力。除一对一人工训练、小组训练外,专业设备辅助训练以及远程训练成为认知康复的主流发展趋势。计算机辅助治疗认知障碍之所以可以取得更好的疗效,得益于认知康复治疗技术与计算机技术的结合,为患者提供基于认知心理学理论、针对性强并已被证实行之有效的训练方案④。

（6）认知行为疗法。认知行为疗法是由 A. T. Beck（A. T. 贝克）在 20 世纪 60 年代提出的适用于焦虑症、抑郁症和强迫症患者的心理治疗方法。其适应证在精神科的疾病谱中属于轻症范畴,它的治疗对象有自知力（自己意识到自己有病需要治疗）。依照贝克的观点,患者认知产生了患者情绪和患者行为,异常的认知产生了异常的情绪及行为。患者认识观念形成的影响因素,包括:患者的感受、人格和情绪的相互作用,患者对各种信息的判断、评价、推理和解释等。正是这样的认知观念决定着患者的行为模式。认知疗法根据认知

① Ma L, wang B, Narayana S, et al. Changes in regional activity are accompanied with changes in inter-regional connectivity during 4 weeks motor learning[J]. Brain Research,2010(8):64-76.

② Kingwell K. An excrcisc-linked mediator of memory protection[J]. Nat Rev Drug; Discov,2019,18(2):97.

③ 血管性认知功能损害专家共识组. 血管性认知功能损害的专家共识[J]. 中华内科杂志,2007,46(12):1052-1055.

④ 恽晓平. 认知康复的发展方向与趋势[J]. 中国康复理论与实践,2016,22(5):497-498.

过程影响情感和行为的理论假设提出其基本治疗理念：行为和情感是由认知作为中介的，发现适应性不良认知，并提供适当的方法或学习技术矫正这些适应不良性认知，消除异常行为，促进心理障碍的好转。认知疗法的基本预设是：心理障碍患者的认知过程存在严重的偏差，而这种认知偏差是由其自身固有的信念系统中的错误观念导致的，由错误观念引发的认知偏差构成了行为和情感的中介，行为与情绪扭曲被视为认知出现故障的结果。医生/心理治疗师在和患者构建了信任关系后，能够巧妙地引导患者认识到自身认知行为模式的错误或者偏差，从而重构健康的认知行为模式，对不用药、减少用药、早日停药有重要的意义。

认知行为疗法主要的局限是：对有幻觉妄想、无自知力的重症患者不适用，错误使用具有危险性。妄想本身是不理性、与现实不符且不可能实现但坚信的错误信念，如果用认知行为疗法去治疗妄想支配下的病态行为可能会激化冲突矛盾。

第六章 医学具身技术理论

医学技术不同于其他的工程技术,其最显著的特征是与身体的密切关联:其基础、目标、动因、评判标准、实施方法、依循规范、价值评估等都受制于身体,服从于身体。医学技术干预身体有三个限度不可僭越:灵性、人格和本真。

第一节 医学具身技术的理念

一、医学具身技术:身体与身体的连接

技术来到世界,承载着连接身体与身体、身体与自然、身体与社会的使命;技术的价值和意义存在于身体之中;技术不是个人的杰作,而是人群和社会的创造;技术内化为人类身体图式的组成部分,具有具身性、身体主体间性和社会性。正如梅洛-庞蒂所言:"我们不再是一个感知的身体,而是一个携带着技术的身体。"①

身体和技术紧密相连。直立行走与手的解放使得身体能够发明和发展技术,并在技术打造的世界中塑造身体自身。身体只能存在于自身之外的环境中;而技术,则是身体自身之外环境中的精灵。身体和技术一起从莽荒时代走向今天,缔结了一种相互作用的共生的"具身关系";或者说,"具身关系"乃是身体与技术之间的最基本的关系。就整全性身体而言,身体也是技术性的存在。身体与技术共在的价值在于技术给予身体的关怀。裂解身体与技术的关联,其实是裂解了身体与世界的关联。正是在这个意义上,具身技术的概念得

① Merleau-Ponty M. Child psychology and pedagogy[M]. Evanston:Northwestern University Press,2010:438.

以成立,身体与技术的具身关系得以成立。技术主义将技术凌驾于身体之上,与其说是技术的异化,还不如说是人类对身体与技术具身关系认知的偏颇。

目睹技术的超越性和离身性导致的技术异化危机,梅洛-庞蒂认为,技术异化危机的根本原因是离身性、工具性思维导致身体的主观化和虚无化。化解技术异化的处方是:将技术提升到医学身体哲学的高度进行重新解读,揭示技术的具身性;重建对技术的认知架构。

二、医学技术:与身体共在的存在

身体的存在涉及的不仅仅是生物的进化,还有文化的进化、社会的进化和技术的进化。身体的健康存在不得不借助于医学具身技术关怀,身体是与医学技术共在的存在。在具身感受、具身情绪的概念中,"具身"是身体内在的属性;但具身技术的含义,是强调医学技术为身体所用、为身体服务的共生关系。

医学技术是具身技术。医学技术不同于其他的工程技术的最显著的特征是其与身体的密切关联:其基础、目标、动因、评判标准、实施方法、依循规范、价值评估等都受制于身体,服从于身体。与身体没有直接关联的技术能否被接受的评判标准要看其产出的产品是否符合设计要求;与身体有关的技术是否能被接受的评判标准涉及医学、伦理、法律、社会诸多方面,归根到底是身体标准。

医学技术只是医生身体功能的部分延伸,只能服务于整全性的身体。医学技术异化为控制医学的力量,受到伤害的是医学和身体。我国人文医学著名学者杜治政教授对此有过精辟的论述:"医学技术已经成为一种独立的力量,具有独立于医学宗旨的自身逻辑的发展目标……医学理性完全受制于技术,医学对未来的期求、医学追逐的目标、医学的管理与运转、医师们的专业理想与职责义务,完全受制于技术。医学的理想与情操、人类对健康的祈求,都悄悄地被技术主体化消融和化解了。"①

第二节　医学具身技术干预的底线

一、医学技术干预:逾制与僭越

规制与本分、限度与范围,是事物合理存在的前提条件;反之,违反规

---

① 杜治政. 医学在走向何处[M]. 南京:江苏科学技术出版社,2013:157.

制、超越本分、冲决限度的逾制僭越，必将导致异化与毁灭。考量医学具身技术干预的限度是否逾制僭越的标准就在于这种干预是否"着眼于人体内环境的稳定与平衡"。帮助身体恢复常态、纠正偏离是医学具身技术干预的规制与本分，"只有少数内稳态的偏离不断扩大，机体的康复机制来不及应对稳态的偏离且危及生命时，医学干预才是必要的"①。因此，医学具身技术干预的任务只能是助力身体健康的恢复，而不能变换"我"的身份，成为重塑身体的主宰。

医学技术干预身体走向逾制僭越、冲决限度是医学技术的发展与身体观、医学观、技术观的演进相互冲撞的结果。医学技术的干预呈现出由尊重身体、保护身体的自然力逐渐走向改写身体、再造身体的发展趋势！希波克拉底时代一直到 20 世纪 50 年代，西方医学技术对身体的干预总体上是在合理限度内发展的。具有代表性的是希波克拉底的人体自然力思想、法国生理学家贝尔纳和坎农的"内稳态"思想，体现了尊重身体、恪守医学技术干预的限度和原则，是对医学技术干预限度性质的正确认识，也是对医学技术干预限度进行合理约束的理论基础。

二十世纪六七十年代之后，科学技术的巨大进步点燃了工具理性思维之火，医学技术干预的热度急剧升温；医学工程技术不断进步，医学技术干预逾制僭越的能力膨胀，医学技术干预不满足于在帮助身体恢复常态、纠正偏离的轨道上前行，进而翻墙越轨，出现大举向身体进攻的严重局面。杜治政在《当代医学技术演进若干问题的探讨》一文中严肃指出："医学工程技术是当代医学技术的新坐标，医学正由纠正人体生命体征的偏差、修复脏器的失衡与缺损进而走向制造、安装人体的某些脏器、器官，甚至再造人体、再造生命。"②近几十年来，如头颅移植、再造身体等严重不当的医学具身技术干预事件不断发生，身体安全受到空前威胁。

身体是一切事件的最终承受单位。医学技术干预的各种不良后果和各种痛苦的感受，都是身体的梦魇。医学身体哲学为讨论医学具身技术干预的限度问题提供了哲学反思的进路。

---

① 杜治政. 论医学干预与人体自然力的平衡[J]. 医学与哲学,2019,40(4)：1-6.
② 杜治政. 当代医学技术演进若干问题的探讨[J]. 医学与哲学,2014,35(3A)：1-6.

二、身体：灵性、人格与本真的存在

有学者认为"把人的存在确定为作为身体的存在,是梅洛-庞蒂的独特贡献"①。但更为贴切的评价是：把精神统一于身体,在哲学上终结了笛卡尔的身心二元论,阐明身体整全性和本体性存在思想是梅洛-庞蒂的独特贡献。梅洛-庞蒂指出："灵魂和身体的结合不是由两种外在的——一个是客体,另一个是主体——之间的一种随意决定来保证的。灵魂和身体的结合每时每刻在存在的运动中实现。"②身体整全性存在是身体所有器官、属性、维度的共有："在我看来,我的整个身体不是在空间并列的各个器官的组合。我在一种共有中拥有我的身体。"③身体整全性存在思想凸显了身体的价值：身体是意义的纽结,是意义的发生场；身体不只是显示遗传性征的生物载体,而是具有灵性和人格特征的价值主体。

梅洛-庞蒂的本体论思想认为身体与构成世界元素的水、火、土、气一样具有本体性存在的地位,并用"世界之肉"的概念表达了关于身体本真性存在思想。身体是本真的存在意味着身体具有纯洁性,其本质属性、基本结构是身体固有的、不可分割的、不可外力设计或制造的、不可外力赋予或增减的。尊重身体整全性和本体存在是尊重生命的前提。试图通过医学干预重组或改变身体,是一种破坏身体整全性和本体性存在的危害身体安全的行为。正如梅洛-庞蒂明确指出的那样,如果身体可以重组,那么,我们连什么是身体都搞不清楚,"不能分解和重组身体,以便对身体形成一个清晰的观念"④。

三、不可僭越的限度：天、地、人、神、物、我共融的同一性

"僭越",是超越本分或限度的行为,"限度"是事物在质和/或量的方面具有的范围和限定。医学技术干预身体有三个限度不可僭越：灵性、人格和

---

① Macann C. Four phenomenological philosophers: husserl heidegger, sartre, merleau-ponty[M]. London &. New York: Rout ledge,1993: 200.

② [法]莫里斯・梅洛-庞蒂. 知觉现象学[M]. 姜志辉,译. 北京：商务印书馆, 2001: 125.

③ [法]莫里斯・梅洛-庞蒂. 知觉现象学[M]. 姜志辉,译. 北京：商务印书馆, 2001: 135.

④ [法]莫里斯・梅洛-庞蒂. 知觉现象学[M]. 姜志辉,译. 北京：商务印书馆, 2001: 257.

本真。

（一）灵性限度

灵性，是人之为人、我之为我、身体之为身体之所在。"在个体日常生活中，灵性的呈现有多种形式，例如爱、慈悲、共情、创新、敬畏、信仰和德性等，它们总是或明或暗地存于每一个个体的身上，存在于他的意识、他的情绪、他的言语、他的意志以及他的行动之中。因为拥有灵性，个体成长、自我实现才有了持久的意义、价值和信仰依归。"①从词源学考量，"灵性"（spirituality）源于拉丁文"spiritus"，有呼吸之意，被赋予生命之气，常被理解为使生命更加充沛、蓬勃之意。灵性是天赋的、不可再造的智慧。在当代知识系统的语境中，对灵性概念的解读是从身体的物性与灵性、躯体与精神、感性与理性、自然与社会等不同维度的统一意蕴中展开的。但无论灵性叙事有怎样不同的场景，其主题只有一个：身体存在的意义和价值。与灵性相关联的都是身体特有的、无法剥夺的、无法替代的、无法制造的元素，如宗教、哲学、道德、艺术、自然、音乐、天地人神之间的关系与互动等。

灵性是身体存在的本质和价值限定，是天、地、人、神、物、我的共融，是身体不断超越的整合过程中达到平安的感受②；是身体、他人、世界和/或更强大的力量联结的意义；灵性与宗教、道德、哲学是同一系列的范畴③。

（二）人格限度

人格（personality）这个概念源于希腊语 Persona，原意是指演员的舞台面具。心理学语境中的人格是一个隐喻：身体戴着不同的面具活动在人生的大舞台上，面具是人格的外在表现，面具之下才是可能与面具截然不同的实实在在的真我。人格是身体存在的基本个性。

对人格概念的解读是从身体的行为习惯、认知方式、情感模式、动机、心理状态、特质等意蕴中展开的。人格是身体作为主体的资格、尊严、价值、品格的集合，是身体行为特征，如能力、情绪、需要、动机、兴趣、态度、价值观、

---

① 陈劲松. 从感性、理性和灵性三个维度解读十九大报告[J]. 理论与改革，2018（2）：19-27.

② Puchalski C，Ferrell. B，Virani R，et al. Improving the quality of spiritual care as a dimension of palliative care：the report of the consensus conference[J]. Journal of Palliative Medicine，2009，12(10)：885-904.

③ Snodgrass J. Sorjjakool S. Spirituality in older adulthood：existential meaning，productivity，and life events[J]. Pastoral Psychology，2011，60(1)：85-94.

气质、性格和体质等方面的群集。身体所独具的人格特质是"我"之为"我"的基质。

中外学者对人格的界定有不同的表述。美国学者伯格（Burger）认为，人格是个体身上的稳定行为方式以及内部过程①。我国学者孟昭兰认为，人格是人内心的心理特征的有机统一，具有相对稳定的结构和组织，在不同时间和空间下影响人的内隐和外显行为模式的心理特征②。这些不同的表述中蕴含着共同的主旨：人格是身体存在的人性和特质的限定，人格是构成一个人的思想、情绪和行为的特有模式及其内隐或外显的心理机制。

（三）本真限度

"本真"含有原本、纯洁、本性、本质等基本含义。德国哲学家海德格尔提出的身体"本真存在"有两个含义：一是强调身体存在的原本、纯洁、本相、天然，二是强调身体存在的去技术性干预与去修饰性。本真是从构成人的基因到个人的灵性、人格及其他一切特质的总和；我就是我，不是别人。医学技术干预不能改变个人的本真，不能将某人改变为既非本人又非他人，不能使人失去本真；失去了自我本真的人，就不是独立于他人的人，就没有自己的尊严，没有特定的人格与灵性，就没有个人的特质。身体构成和人类基因库结构是大自然进化的杰作，是整全、自洽的系统。身体不是转基因大豆，试图通过基因工程技术修饰基因库的属性、改良身体的品质是对身体安全的极大威胁。医学具身技术干预如果不止于身体本真限度，人类的身体、人类基因库的纯洁将惨遭涂炭。

海德格尔严肃批评技术干预身体本真存在、破坏身体存在纯洁性的现象。他认为要理解身体存在就要"面向事情本身"，技术干预是将身体置于非本真存在状态最大的威胁。技术干预使人类远离本真的存在，触动了身体本真性、纯洁性、本质性的限度，使得人类不能"经验一种更原始的真理的呼声"③。如今，人们从不同的审美角度解读"诗意的栖居"这个词组，而海德格尔最初使用"诗意的栖居"是用来批判技术干预对身体本真存在的伤害的，其基本含义是身体本真存在的回归，保护身体的纯洁性。海德格尔认为，当我们"诗意的栖居"的时候，我们就居住在我们的本性中，"诗意的栖居"是身体的本初、本质、

---

① Burger J M. 人格心理学［M］. 第七版. 陈会昌，译. 北京：中国轻工业出版社，2010：3.

② 孟昭兰. 普通心理学［M］. 北京：北京大学出版社，1994：475.

③ 海德格尔. 海德格尔选集：下［M］. 孙周兴，译. 上海：上海三联书店，1996：946.

本真的存在①。

综上，身体的存在，是灵性、人格、本真不可分割、不可修改、不可再造的同一性存在；灵性、人格和本真是分别从身体的精神性、社会性和纯洁性三个方面进行限定的、不可僭越的限度。

灵性限度是身体意义和价值限定。当医学技术干预僭越灵性限度，改写或人造身体成为现实的时候，身体的精神属性与社会属性将被剥离，我们可以接受失去灵性的身体吗？

人格限度是人性和人格特质限定。当医学技术干预僭越人格限度，改写或人造身体成为现实的时候，身体的人格特质或心理特征将被湮灭，我们能够认同不具人格的身体吗？

本真限度是身体本相和纯真的限定。当医学技术干预僭越本真限度，改写或人造身体成为现实的时候，身体的原本与纯真将被污染，我们允许身体的本真存在受到伤害吗？

灵性、人格、本真，是医学技术干预身体不可僭越的三个限度。严重危害身体安全的、故意僭越身体限度的医学具身技术干预，谓之严重不当的医学干预，其实质是一种医学暴力。

四、医学技术干预管控：标本治则

（一）严重不当干预的形式

广义地说，所有医学诊疗行为都属于医学干预。其中，严重不当的医学技术干预或有意或无意，甚至是恶意地践踏医学技术干预的灵性限度、人格限度和本真限度，将造成危害身体的严重后果。

1. 头颅移植

头颅移植是裂解患者社会身份、颠覆患者的人伦关系的严重不当之医学具身技术干预行为。世界上已有动物头颅移植的案例，但迄今只有头颅移植方案在遗体上的演练，尚未有过身体间头颅移植。意大利神经外科专家塞尔吉奥·卡纳韦罗于 2015 年透露，两年内要为患有脊髓性肌肉萎缩症的俄罗斯人瓦雷里·斯皮里多诺夫实施头颅移植手术。然而，2017 年上半年，瓦雷里·斯皮里多诺夫放弃了头颅移植手术而转用药物治疗。2017 年 11 月 17 日，塞尔吉奥·卡纳韦罗与中国哈尔滨医科大学附属第二医院骨科副主任任晓平合

---

① 海德格尔. 海德格尔选集：上[M]. 孙周兴，译. 上海：上海三联书店，1996：478.

作,在新鲜的遗体上完成了人类第一例头颅移植外科模型。塞尔吉奥·卡纳韦罗表示,此次手术的完成意味着距离未来人类活体头颅移植手术又近了一步。任晓平也表示:"这是人类现代医学第一次把'头移植'整个外科手术的步骤、手术设计完整地提出来。"①

头颅移植与人类其他脏器的移植具有本质的不同。骨髓移植重建患者的造血功能和免疫功能;肝移植使患者肝功能得到良好恢复;肾移植用以治疗慢性肾功能衰竭;心脏移植的是已判定为脑死亡并配型成功的人类心脏,主要是针对晚期充血性心力衰竭和严重冠状动脉疾病。毫无疑问,这些脏器移植的本质是一个医学问题。头颅是身体中枢,其本质是身体其他部分无可比拟的。头颅是脑组织所在,眼耳鼻舌所在,中枢神经系统的交集所在。头颅存在的意义是决定个体身份,决定思维和行为方式,决定情感和认知模式,决定生理特征、心理特征和人格特征。头颅移植后,A移植了B的身体或者说是B移植了A的头颅,可是,A与B的自然身份、社会身份可以移植吗? 一系列的关系如亲缘关系、婚姻关系、财产关系、法律关系、债务关系可以移植吗? 思维、认知、情感、情绪、行为、食欲、性欲、性格、人格可以移植吗? 正如英国肯特大学社会学教授克里斯·希林所诘问的那样,头颅移植这样的"器官移植手术……会瓦解身体与身体之间、技术与身体之间传统上存在的界限,从而加剧对身体的这种不确定感……如果这身体不是我自己的身体,我还能为它的行动负责吗?"②。

英国社会学家安东尼·吉登斯的"本体性安全"的思想对分析头颅移植的危害具有深刻的意义。所谓"本体性安全"是指:"大多数人对其自我认同之连续性以及对他们行动的社会与物质环境之恒常性所具有的信心。"③头颅是"我"存在的根据,取其头颅夺取的不仅是性命,更重要的是夺取了"我"的社会身份、中断了自我认同之连续性、破坏了"我"对恒常性社会关系的信心,势必危及"本体性安全"。出于对身体的负责,我们应该郑重地提出:头颅移植的本质不是一个医学问题,不能仅仅从器官移植的角度和标准来考量。即使将

---

① 佚名. 哈医大任晓平教授澄清质疑:正确提法应是"换头术的手术方案"[EB/OL].(2017—11-22)[2019-03-07]. http://www. china. cnr. cn/yaowen/20171122/t20171122_524035039. shtml.

② 克里斯·希林. 身体与社会理论[M]. 第二版. 李康,译. 北京:北京大学出版社,2010:4,9.

③ 吉登斯. 现代性的后果[M]. 田禾,译. 南京:译林出版社,2000:80.

来技术条件具备了,头颅移植手术这样裂解患者社会身份、颠覆患者人伦关系的医学暴力,也绝不是医学技术能做就可以做的!

2. 身体再造

身体再造是利用高科技重新设计、重新组装、再造身体的严重不当之医学具身技术干预行为。

(1) 通过基因技术再造身体之初。"三亲婴儿"技术使用一位父亲和两位母亲的基因来制造一个胚胎,将生母卵子中有缺陷的线粒体取出,用另一名卵子捐赠者的线粒体代替。用以治疗线粒体 DNA 先天缺陷导致的疾病。这样诞生的婴儿将会继承一位父亲和两位母亲的遗传基因,故称为 3P(three parents)婴儿。"三亲婴儿"技术人为改变胚胎遗传物质线粒体 DNA,其本质是婴儿定制或人为设计改良婴儿。2015 年 2 月 3 日,英国下议院表决通过"三亲婴儿基因改造"议案,英国成为世界上第一个人为改造胚胎合法化的国家。2016 年 10 月 19 日,美国新希望生殖医学中心华裔生殖科学家张进团队宣布,世界首个"三亲婴儿"诞生。

"三亲婴儿"技术将身体置于已知和未知的技术风险与伦理风险之中,是具有代表性的医学暴力形式。其技术风险有:人类基因研究尚处于较低水平,对线粒体片段存在误读的风险;手术设计无法确定移入的线粒体基因是否能够稳定遗传的风险;尚不清楚遗传的过程中是否存在一些潜在的或者未知的风险;"三亲婴儿"胚胎发育过程发现遗传病或者产生了新的病变的风险;捐赠者线粒体 DNA 可能使"三亲婴儿"的生理特征发生异常的风险;"三亲婴儿"技术不能做到 100% 剔除缺陷线粒体,具有生出线粒体缺陷婴儿的风险;经过线粒体 DNA 人为干预的基因的遗传会影响人类基因的进化过程的风险等。其伦理风险有:"三亲婴儿"在原生家庭中的亲缘身份遭遇歧视的风险;社会身份面临被打上不正常标签而受到不公正待遇的风险;面临道德、法律之权利义务混乱的危险等。"三亲婴儿"技术面对如此多的风险,倘若有部分甚至是一个成为现实,对于后代、对当事人家庭,甚至对人类身体安全将产生不可逆转的危害。"三亲婴儿"技术的合法化已经撕开了制造生命的伦理和法律禁忌,亲代可以利用技术制造、改良子代,子代沦为被制造、被设计的人为产品;更令人担心的是,沿着"三亲婴儿"技术前行,凭借科学技术可以做到制造新人、改写身体,导致人类物种永久性改变,生命的神圣属性将土崩瓦解。

(2) 通过人脑芯片植入再造身体中枢。在意识和人脑研究因其超乎想象的复杂性而艰难前行的时候,植入式人工智能试图通过在身体内植入芯片,制造"人脑＋电脑"组合而成的人造身体,增强人类的智力、记忆力及其他认知能力。

2016 年 7 月,Neuralink 医学研究公司在美国加州注册。该公司的目标是开发大脑植入物,以提高人们的心智能力;技术路径是在人脑中植入微小电极,将人脑和计算机连接起来,实现脑机信息交互联结,上传下载。2017 年4 月,该公司饲养和使用实验动物的申请由加州公共卫生部门批准,公司招聘神经科学家和纳米技术人员,计划在 4 年内采用这一技术帮助那些因中风和癌症等疾病而遭受严重脑损伤的人①。在 2017 年 11 月召开的美国神经科学学会年会上,另有 2 家美国芯片植入人脑技术研究团队宣布,由美国军方资助的植入式人工智能芯片将在美国开展人体试验,未来的精神类疾病患者有望在没有外力介入的情况下自行获得救治。美国国防部高级研究计划局在研的可以植入人脑的人工智能芯片,可以通过算法监测大脑中的情绪障碍,并利用电子脉冲改变大脑的化学反应,从而实现深层次的脑部刺激,使大脑自动恢复健康状态。另外,有专家认为芯片植入有助于对帕金森、抑郁症、癫病等大脑、神经疾病患者实现健康跟踪,帮助人类集中注意力②。

据披露,植入性人工智能已然直接运用于身体了。2004 年,布朗大学研发的大脑评估系统被植入 13 名瘫痪者的脑中。在充满商业广告语境中介绍说,大脑评估系统曾经让一名中风瘫痪的妇女用机械臂喝了无须借助看护者帮助的第一口咖啡,一名瘫痪者能以每分钟 8 个单词的速度打字,瘫痪了 8 年的患者第一次做到了自己进食,2014 年巴西世界杯足球赛开幕式上一名截瘫男子用意念控制机器人外骨骼开球③。Kernel 是美国的一家创业公司,其创始人约翰逊宣布该公司正在开发脑芯片。他认为,通过这种神奇的技术我们可以植入记忆,可以删除记忆。Kernel 公司神经工程中心主管泰德·伯杰领导团队开发用在医疗领域的原型脑植入设备并已经在癫病患者身上测试产品。伯杰接受采访时说:"我们现在已经在人类身上测试,早期测试结果不错。"团队

---

① 李媛. 马斯克旗下公司规划动物实验 人脑植入芯片将成真[EB/OL]. (2018-03-31)[2019-03-10]. http//www. shidi. org/sf-18BE4671F9F4D518C23B36519AB7DBB_277BB982D17379. html.

② 佚名. 当大脑植入芯片,奇迹发生[EB/OL]. (2017-11-28)[2019-03-11]. http//blog. sina. com. cn/s/blog_15daa5a790102wu9a. html.

③ 刘鹏. 大脑植入智能芯片是一种怎样的体验[EB/OL](2018-01-11)[2019-03-10]. https//www. sohu. com/a/216053052_610696.

的目标是让产品商用。在健康人使用设备之前,Kernel 希望先用设备帮助退行性疾病患者提高记忆力,如痴呆症患者①。

植入性人工智能涉入再造身体的领域,面临着一系列技术风险。人脑的复杂性被严重低估了。对人脑的秘密人类知之甚少,没有证据支持通过植入人脑芯片操作意识、管理情绪、提高智力的行为的可行性,使用该技术治疗大脑退行性病变的条件远未成熟;没有研究能够回答这种对人脑外在的物理控制,是否会破坏大脑本身的自我保护、自我调节能力。

人脑芯片植入术作为植入式人工智能,具有怎样的伦理风险,Neuralink 医学研究公司创始人埃隆·马斯克说得很透彻:"人工智能是关系人类文明存亡的最大威胁,这是汽车事故、飞机坠毁、滥用药物或劣质食品都比不了的威胁。"②人脑是思想之宫,人脑的自主是人之自由的前提;一个可以接受电子设备调控的人脑有什么思想自由可言? 人脑是精神之所,人脑的自在自为是人之精神博大精深的源泉,按照人工智能既定程序运行的人脑有什么精神魅力可言? 人脑是意识之家,如失去了意识活动的隐蔽性,人的隐私权利和尊严将荡然无存。

植入式人工智能涉及身体安全,用于临床治疗必须经过动物实验、志愿者试验、同行评议及严格的伦理审查。现实中植入式人工智能的案例如果是真实的话,其人体试验的伦理关口是如何通过的?

(3) 全面开启躯体再造之旅。2010 年 5 月 20 日,美国研究人员文特尔(C. Venter)等人宣布创造了世界首例由人造基因控制的细胞"辛西娅"(Synthia),这可以被视为人工生命技术的标志性成果。

① 人工生命技术的推进

以合成生物学为指导,以工程学原理进行遗传设计、基因组改造、人造细胞合成,在从分子到细胞、从组织到机体的多个水平上参与包括遗传与进化在内的人工生命技术③,其核心思想认为身体是由一系列生物元件等零部件组

---

① 佚名. 美科学家研究将芯片植入大脑治愈老年痴呆[EB/OL]. (2007-05-02)[2019-03-10]. http://news. sina. com. cn/w/h/2007-05-02/061112911963. shtml.

② 佚名. 特斯拉 CEO:人工智能是人类文明最大威胁,呼吁政府监督! [EB/OL]. (2017-07-17)[2019-03-10]. http//www. sohu. com/a/157865698_761830.

③ Stahler P, Beier M, GAO X, et al. Another side of genomics:Synthetic biology as a means for the exploitation of whole-genome sequence information[J]. Journal of Biotechnology,2006,124(1):206-212.

成,所有零件都可以合成制造,进而通过工程化并组装成实用的生物组织,其根本目的是再造身体。

尽管"辛西娅"还不是真正的人造生命体,甚至不是真正的人造细胞,但正如南京大学哲学系林德宏教授指出的那样:"人通过技术实现了造物之后,必然走向造人,这是技术创新的最高目标。"①而事实上,这一进程一直在推进中。2014 年开始,美国、中国、英国、法国的研究团队将"人造生命"的目标从原核细菌跳跃至真核的酵母。截至 2017 年 3 月,已公开发表的成果显示,酵母的 16 条染色体已人工合成了 6 条。身体成为在人工生命技术流水线上由生物元件组装而成的危险性正在增加。

在合成生物学的世界里,设计生命、用生物元件制造生命体直至制造身体,都是人工生命技术发展的必然。爱因斯坦很后悔自己给美国总统写信促成美国研制并投放了原子弹,他认为,科学家应该为自己的科学研究对人类产生的影响负责。今天,人类面临着被核武器毁灭几百次的巨大危险,始作俑者当遭受怎样的良知拷问? 当人工生命技术依循工程学的原理、采用生物合成的方法制造出人工身体的时候,对人类的存在会产生什么样的后果? 届时,科学家负得了这个责任吗?

② 基因编辑婴儿技术

2018 年 11 月 26 日,中国研究者贺建奎宣布一对名为露露和娜娜的基因编辑婴儿在中国诞生。贺建奎深知,科学研究和伦理道德的界限很复杂,我国相关法律阙如。胚胎基因编辑在国际上是有争议的,我国没有相关的行政审核程序。医院伦理委员会也只是一个形式,因此他选择一家莆田系医院,操纵医院伦理委员会。贺建奎精心策划公关策略,聘用外国公关专家,选择在香港召开的学术大会前夕,委托一家外媒发布消息,并事先录好有关宣传视频。辩解的时候打患者需要牌以显示自己行为的正当性。

日本免疫学家、2018 年诺贝尔生理学或医学奖获得者本庶佑说:对于生命科学,我们目前仍然处于几乎一无所知的阶段,很难遵从整体设计来开展研究。首尔国立大学的遗传学家 Jin Soo Kim 说:为什么选择这个胚胎? 这没有科学意义。明知基因编辑婴儿在科学上没有意义,在伦理上风险极大,那么,贺建奎意欲何为? 答案很明确:利益驱动、弯道超车、抢占先机。

基因编辑婴儿是科学史上、人类历史上的重要事件。它尖锐地将工具理

---

① 杜严勇,胡春风. 人工生命技术引发的哲学思考:全国人工生命技术的哲学思考研讨会综述[J]. 哲学分析,2011(3):172-176.

性与价值理性的深刻冲突以身体被设计、被改写,并且成为活体生命的形式放在全人类面前。身体和技术究竟谁是主体? 技术可以被允许设计、改写、制造身体吗? 2019 年 3 月 13 日,来自美国等七个国家的科学家和伦理学家呼吁暂停旨在改变人类婴儿遗传特征的基因编辑试验,因为这种技术可能导致人类物种的永久性改变。科学家怒斥贺建奎的试验是"无赖的试验"①。

(二) 严重不当干预的要害

目前,涉及生命体的科学技术活动发展很快。我们怎样做到既要支持合理的医学技术创新,又要制止那些背离人性的恶意医学干预? 我们不是简单地反对器官移植研究和基因工程技术,我们反对的是明知伤害身体却刻意规避伦理法律监管、可能导致人类物种永久性改变的恶意医学干预。那么,怎样识别哪些行为属于恶意医学干预呢? 除了逾越医学具身技术干预的三个限度之外,一般而言,严重不当之医学干预具有以下共同特征:

1. 罔顾未知风险,悍然活体试验

此特征的本质是反人性。相关医学人员在从事头颅移植或身体再造的时候,并非不知道其行为面临技术和伦理甚至法律的风险。以他们的专业知识,对此比一般人知道得更加清楚。贺建奎曾经专门研究了基因编辑婴儿的伦理问题,写了一篇《人类胚胎基因编辑的安全性尚未解决》的论文,公开发表在自己的博客上。文中对基因编辑婴儿所面临的伦理问题阐述得清楚、正确。然而,功成名就的欲念,使得恶意医学干预的始作俑者们敢于践踏伦理准则,受试者的身体在他们的眼里与小白鼠无异。支撑他们的信念是:科学就是这样进步的!

2. 利用技术突破,冲撞伦理底线

此特征的本质是反伦理性。恶意医学干预的始作俑者们认定:迫于资本的压力,伦理会随着科技的发展而让步、妥协甚至投降。辅助生殖技术破坏了传统的生育方式,但伦理学默许并为之辩护了。"试管婴儿之父"罗伯特·爱德华兹饱受伦理批评不是终获诺贝尔生理学或医学奖了吗? 2015 年12 月,中、英、美等国共同成立了"人类基因编辑:科学、医学和伦理委员会",并在其后起草的报告《人类基因编辑:科学、伦理学和治理》中原则上承认了胚胎基因编辑在伦理上的可接受性。因此,恶意医学干预的始作俑者们不是孤立的,有这样想法的人是一个群体:以成败论英雄,实现技术突破,迫使伦理让步!

---

① 佚名. 专家呼吁暂停婴儿基因编辑实验[N]. 参考消息,2019-03-15(7).

3. 行走规避路线,绕开法律约束

此特征的本质是违法性。继 1946 年《纽伦堡法典》、1964 年《赫尔辛基宣言》之后,部分国家也颁布了一系列针对人体试验、诊疗手段、基因技术等相关法律法规和伦理原则。恶意医学干预的始作俑者们基本上都是采取了规避法律管制的策略。塞尔吉奥·卡纳韦罗要和中国合作者在中国境内开展头颅移植手术;张进团队在未有法律限制"三亲婴儿"技术的墨西哥将胚胎植入患者体内等,都是出于这一考虑。

4. 造成既成事实,抢占科研先机

此特征的本质是投机性。医学科研竞争性很强,受利益驱动的恶意医学干预始作俑者们在高科技时代具有的共同心态是弯道超车、抢占先机,造成既成事实,以占据科技创新和突破的制高点,实现拥有话语权、拥有资源、拥有财富的根本目的。DNA 工程技术、高技术高难度的创新手术等现在已经成为竞争者逐鹿中原的靶标、危害身体安全的重灾区。

5. 假借造福患者,实谋名利双收

此特征的本质是欺骗性和趋利性。恶意医学干预的始作俑者们担心其行为的正当性、伦理性和目的性受到质疑,一般都是采取以解决患者疾苦而进行科学研究为名,行谋取名利双收之实的手段。在此过程中,必然对公众采取技术保密,在伦理审查环节做手脚,躲避监督,待时机成熟突然宣布;对患者,利用其求医心切、不懂专业的弱势,在知情同意环节耍伎俩,愚弄患者,若出现差池,自己也好全身而退。"三亲婴儿""植入性人工智能""基因编辑婴儿"等恶意医学干预行为过程中都具有类似共同表现,如基因编辑婴儿的伦理审查书不仅涉及伪造,且内容严重不符合规范;知情同意书竟然使用英文打印,其中涉及严重后果的文字充满商业协议的气息。

(三)医学具身技术管控的根本

爱因斯坦指出:"科学就其意义讲从来没有像现在这样具有道德性质,因为科学发现的成果,任何时候也没有像现在这样影响人类的命运。"[①]进入21 世纪以来,人工智能机器人从外部、基因改造从内部废黜身体的整体性、主体性风险越来越大,恶意医学干预对身体的伤害不能被低估。未来几百年内,人类不会亡于自然灾难,但有可能毁灭于工具理性及其产品,身体的安全

---

① 爱因斯坦. 爱因斯坦文集:第 3 卷[M]. 许良英,赵中立,张宣三,编译. 北京:商务印书馆,1979:156.

告急！

管控严重不当之医学具身技术干预的途径有如下两条：

1. 切实强化管控机制

从干预机制入手，严厉监控和取缔一切伤害身体的恶意医学干预活动，尤其是监控发展势头凶猛的合成生物学技术和人工智能的僭越之举，此为治标之术。

建立国家层面、全球层面的身体伦理审查机制，切实把好伦理审查这一关；出台和完善守卫身体安全的相关法律法规。治理严重危害身体安全的严重不当之医学具身技术干预不是医学问题，也不是伦理问题，而是要在法律层面上解决的问题。对于造成严重后果、触犯相关法律的，必须将其绳之以法。在技术主义盛行、技术投机动因强大的情况下，尤其要坚决遏制抢占技术高地、争名夺利而践踏身体尊严的医学具身技术干预行为！

2. 建立身体医学模式

从环境背景入手，推进医学模式第三次革命，建立身体医学模式，此为治本之策。

安全的医学模式才能给予身体安全；身体的不安全状态，与医学模式的流弊关系密切。生物心理社会医学模式表面上救偏补弊，囊括全部，似乎使医学进入了一个无所遗漏的整全状态，实质上是让科学主义做了登峰造极的扩张。2015 年，有学者等撰文论证身体伦理医学模式的合法性，指出："在身体医学模式中认知生命、认知医学、认知健康和疾病问题，也许更能洞悉事物的本质和本真。"①遗憾的是，没有引起医学界和学术界的重视。2017—2018 年，头颅移植和身体再造等恶意医学干预事件接踵而至。全球医学界和学术界人士要站在医学身体哲学的高度解读医学干预问题，毕竟身体是世界之本、生命之本、生活之本、医学之本。

守卫身体，身体安全是个体安全、人类安全的前提。身体安全了，世界才会安宁；世界安宁了，身体才会安全。

---

① 刘虹. 医学模式的递嬗[J]. 中外医学哲学，2015，XⅢ(2)：45-47.

第七章　医患身体主体间性理论

医患身体主体间性理论是身体主体间性理论在医患关系研究领域的展现。当下医患关系中的各种问题的根脉深藏在医患身体主体间性之中。医患身体主体间性实然状态的体现是：医患身体主体间性维度的裂解、医患身体主体平等的相对性、医患身体主体差异的绝对性和医患诊疗活动涉身的选择性。医患身体主体间性应然状态的希冀是："双手共现"的医患身体主体间性、医患身体主体间性促进医患共策、导向医患共识和增强医患共情。

第一节　医患身体主体间性理论的
社会背景与理论基础

一、社会背景：主体→主体性哲学→主体性医学

医患身体主体间性理论产生的社会背景，是经由主体→主体性哲学→主体性医学的演进过程。

（一）主体：认识论哲学的阿基米德点

作为哲学概念，主体有本体论意义和认识论意义上的两种含义。本体论意义上的主体，是指属性、关系、状态的载体、承担者。亚里士多德最初就是在这个意义上使用"主体"范畴的。认识论意义上的主体，是从认识和实践的角度加以界定的，主要指认识活动和实践活动的承担者，而被认识和实践的对象就是客体。近代科学革命以来，由伽利略、牛顿、培根、霍布斯等科学家和思想家所掀起的、从自然科学的视角探求世界客观真理的认识论风暴，将本体论哲学向认识论哲学转向的压力传导给整个学术界。这使得对世界本体问题有理论追求的笛卡尔倍感压力。笛卡尔以普遍怀疑的方法找到了"我思"这一确定

无疑的阿基米德点,从而把理性作为唯一的主体,把思维以外的万事万物作为客体。

(二)主体性哲学:以主客思维方式裂解世界

古希腊哲学是以研究世界的本质与构成为主流的本体论哲学,中世纪经院哲学是以"神"的形而上研究为特征的本体论哲学。在这样的语境下,笛卡尔哲学将对世界本体是什么的本体论追问转向如何认识世界的认识论思考,将对"神"的经院式诠释研究转移到对"人"这一认识主体的研究,试图从认识论的角度来阐释思维和存在的关系。西方哲学自笛卡尔始由本体论向认识论转向,主体性哲学在近代哲学中的首要地位由此确立。

主体性哲学以主客式思维方式来把握人与世界总体关系的哲学①,属于意识哲学范畴,强调心灵(理性、精神、意识)的主体地位,而把身体纳入客体的范畴。心灵可以没有身体而存在,心灵不再与"心"有关,而是成了纯粹的灵魂;理性统御身体,成为身体的主宰。主客对立的二元格局从此形成。

康德哲学的核心是主体性学说,其主体性原则体现在两点上:一是理性在认识过程中的决定作用;二是人作为理性主体是自由的。康德用先验形式来规范经验内容的理论方法,使理性和自由成为各自领域里的立法者,使人的主体性得到了史无前例的张扬②。黑格尔的绝对精神主体异化为客体的自然,最后再回到自身,从而使主体与客体达到统一。黑格尔绝对精神主体是最彻底的理性主体、意识主体。主体性哲学思想成为意识哲学认识论的核心内涵。从笛卡尔到黑格尔的理性主体哲学以主客思维方式裂解了世界,这个局面在马克思主义哲学这里得到了扭转。马克思主义哲学以实践为基本特征,秉持以人为中心、以人为本的观点,把人置于支配地位,以人的尺度去规范客体。高扬人之主体性,把客体置于主体的支配之下,但又将认识或实践作为桥梁,以建立主客的对立统一。

(三)主体性医学:以主客思维方式裂解医患身体主体间性

哲学思想在医学形态塑造中的作用举足轻重。秉承主体性哲学思想,以医者理性作为临床实践主体的医学形态被称为主体性医学。主体性医学以医者的理性思维为主体,把疾病、身体的生物现象作为研究客体,属于生物医学

① 张兵. 略论主体性哲学[J]. 石家庄师范专科学校学报,1999,1(3):6-8+19.
② 路明,陈海明. 理性与自由:论康德的主体性哲学[J]. 广州广播电视大学学报,2005(1):23-26.

范畴。主体性医学的特征是：强调医学理性思维决定性的主体地位，把疾病和躯体纳入客体的范畴；在医学理性思维主体的视域中，没有为整体意义上的身体留下空间，医学理论和实践只涉及身体的一部分；患者是临床工作人员的工作对象，需要治疗的仅仅是患者的病；病原体是医学科研人员的工作对象，需要研究的仅仅是相关病原体。

主体性医学并不是一个过去的历史，随着社会环境的更新，主体性医学的表现形态也在更新。如医生主体演变为机器主体，从眼睛看变成了机器看。但无论是在主体性医学发展过程中的哪一个阶段，患者都没有获得主体的地位，医患身体主体间性受到裂解的本质属性没有发生改变。

主体性医学并非一无是处，四百年来医学的伟大进步正是在理性主体的辉映下取得的。但是，医学遭遇到的种种困惑和问题也无不与主体性医学有着摆脱不了的联系。这样的社会背景呼唤医患身体主体间性理论的问世。

二、理论基础：主体间性→身体主体间性→医患身体主体间性

医患身体主体间性理论产生的理论背景，经由主体间性→身体主体间性→医患身体主体间性的演进过程。

（一）主体间性：跨越身心二元的互识与共识

二元论哲学关于主体和客体是两种不同存在、分别属于两个不同的领域、主客之间没有共同基础的假说，有两个问题需要自圆其说：一个问题即思维领域的主体如何能够认识非思维领域的客体，也就是认识论如何解决主—客对立的问题；另一个问题是主体性哲学尊崇精神为主体的论述面临着被视为唯我论和独断论的诘难。唯我论认为世界的一切事物及他人均为"我"的表象或"我"的创造物的哲学观点，被批评为是极端的主观主义。明确使用"独断论"概念的是康德。康德认为片面强调理性而摒弃感性经验，把一切真理和知识的来源归结为先天理智中潜在的天赋观念和自明原则的哲学理论是"独断论"。

为了在认识论上跨越二元论的鸿沟，回应对主体论哲学的"唯我论"和"独断论"的指责，胡塞尔最早提出了主体间性的概念，他在主体"我"之外又设置了一个"主体"（他人），这个"他人"与"我"享有同样的哲学主体性地位。"我"与"他人"两个主体之间的关系即主体间性。因此，在胡塞尔这里，主体间性是探讨人与人意识现象之间的互识与共识是如何可能的理论，被称为认识论的

主体间性,其基本的涵义是主体与主体之间的统一性。

胡塞尔的主体间性理论主要考察的是一种认识论上的先验的"我"与他者的关系问题,包括关于他者的构造、关于客观世界的构造以及自我如何走进他者等一系列主体间性的关键问题,但这些问题的解决都以先验自我作为立足点,可以说其主体间性理论是先验自我论在认识论主题上的拓展。在胡塞尔看来,主体间性的问题是一个意识范畴的问题。

（二）身体主体间性：更加适于解读医患关系

梅洛-庞蒂对胡塞尔的主体间性理论进行了颠覆性的创建,提出身体主体间性思想。在本体维度上,身体主体间性是身体与身体交互之间显现出来的异体同质的共在关系,是"我"和"他"身体间的关系;身体主体间性的构架体现为身体整体结构的"身体图式",意味着身体主体间的协调性和相互性。在认识维度上,身体主体间性体现为隐体（身体的意向活动）、显体（意向活动在现实生活中的体现）的统一。在行为维度上,身体主体间性体现为主动能体与被动受体的统一。

梅洛-庞蒂强调,身体是"我"和"他人"共同的基础,"我"和"他人"的知觉在身体中是相互交织的,"我"的身体和"他人"的身体共处于同一个现象场中,并且共同构建了一个被知觉世界。每一个个体都是身心统一体,在讨论他人问题的时候,应由自身身体通达他人身体为途径:正是"我"的身体知觉到了"他"的身体,并且"我"感觉到"他"的身体是我自己的意向神奇的延伸……就像"我"的身体的部分一起构成一个系统,他人的身体和我的身体成为一个单一的整体,是单一现象的反面和正面。而我的身体在每一时刻都是其迹象的无名的存在,从此以后同时栖息于两个身体中。我的身体与他人的身体是具有内在统一性和可逆性的关系。主体与主体之间的关系,首先应当是一种原初的身体知觉关系。在社会交往情境中,我们置身于身体主体间的共生关系之中。"我"的身体主体和"他"的身体主体的关系就是身体主体间性,是"我"的身体知觉的基础。因此,身体主体间性问题不是意识问题,而是身体问题。

身体主体间性理论认为,身体主体间性有社会文化和自然场域两个不可裂解的交互维度。身体主体间性的社会文化维度表明,主体和他人在社会文化的情境中共同生存、共同发展。主体通过对他人行为的意义的理解而与他人进行交互,因为他人行为的意义不仅仅是他人思考方式的表达,更重要的在于,其揭示他人的生存方式以及主体间共生、共存的必然性关联。身体主体间性的自然场域维度表明身体与环境、身体与自然、身体与世界的同质性构成了身体主体间性的基础。身体主体与自然世界的共生为身体主体间性的共生提供了本体论的基础。梅洛-庞蒂身体哲学的核心思想是身体与身体间、身体与世界间具有内在的一致性。因此,身体主体间性思想的本质是身体与他人、与自然、与世界之间的统一性。身体主体间性比主体间性更加适于解读医患关系。

(三)医患身体主体间性:医患身体的共同场域

医患身体主体间性是医者身体与患者身体交互之间显现出来的异体同质的共在关系,是建立在医者和患者身体间的协调性和相互性基础上的医患关系。从医学身体哲学的角度看,身体是医者和患者共同的基础,医者和患者的知觉在身体中是可以相互交织的。医者的身体和患者的身体可以共处于同一个现象场中,并且构建一个共同的知觉世界。良好的医患身体主体间性状态总是体现为医患具身感受、具身情绪和具身认知之间的协调性和相互性,医者由自身身体通达患者身体,医者身体知觉到了患者的身体场,并且医者能够体验到与患者身体在同一现象场中的切身感受。在医者的角色转变为患者的时候,医患身体主体间性是医患身体的共同场域的存在,医患身体共情共在的状态就会得到证实。

菅凤增是我国第一个脊柱神经外科的创建者。2016 年,他大病一场。这次由医生转变为患者的经历,使他对医患身体共情共在的状态有了切身的体验。

案例 10

2016 年,菅凤增大病一场。这场病犹如晴天霹雳,给了菅凤增重重的一击!作为医生,他虽然比一般人对生老病死有更加理性的认知,也总能很好地劝慰、安抚病人。但真当自己患了重病,对疾病的了解,对预后的判断,还是像在心里投下了一块沉重的石头一样,他平静的心湖激起了巨大的波澜。

他首先考虑的是,自己的事业刚刚走顺,前十年的艰苦创业还历历在目,自己还有很多理想要实现,还有很多病人要治疗,还有很多课题要研究,还有很多研究生要带教。这些都是放不下、撇不开的事情啊!其次是自己的孩子还在美国读医科大学……孩子受爸爸的影响立志学医,这样的坏消息是不是会对她的心理和情绪有重大的打击?当然,还有他挚爱的妻子,一路上伴随他不离左右,是他事业和生活的支柱。想到这些,菅凤增和他的爱人英子抱头痛哭了一场。

当菅凤增从医生的角色转变为病人,看问题的角度就完全不一样了。他不仅是在观察痛苦,更是在体验痛苦。他认识到:医生面对的是一个个有情感、有想法的大活人,医生的一言一行都会影响甚至决定病人的生活或命运。医生不是流水线上的工人,只管人体的一个器官或一个部分;也不是汽车修理工,坏什么零件换什么零件。一个人平时可能很洒脱或者大度,一旦生了病,对疾病的恐惧和无知可能会使他变得非常敏感和脆弱。旁人不经意的一个动作或者一句话都可能让病人崩溃。平时跟病人交流时,一定要注意自己的言行,稍不留意就可能会让病人感到怠慢,不知不觉中可能就伤害了病人!①

从医学身体哲学的角度看,医者和患者的意向性有一个共同所指,即争取最大的健康效益;医患身体主体间性决定了医患双方互为主体、医患理解、医患沟通的合理性。从行为维度看,医者和患者的身体为异体同质的身体间性,决定了通过医患互动实现共同决策、结成医患共同体的可能性和现实性。建构医患身体主体间性最佳境界的途径是将医患双方导向医患共情,解构医患身体主体间性天成盟约的手段是将医患双方推进医疗资本运作的泥潭。当下医患关系中的各种问题的根脉,潜藏在身体、医患身体主体间性、人性和医疗运行机制中。

综上,在主体性哲学的影响下,主体性医学日臻成型;在主体性哲学的主体与客体二元对峙思想影响下,主体性医学以医学思维作为临床认识主体、患者疾病作为临床认识客体;梅洛-庞蒂关于身体主体间性的理论,奠定了医患身体主体间性的理论基础,其逻辑图式见图4。

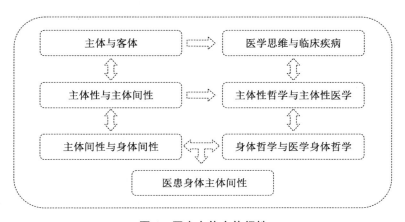

图 4　医患身体主体间性

---

① 孙晓飞. 用心:神经外科医生沉思录[M]. 北京:商务印书馆,2019:108.

第二节　医患身体主体间性状态的实然与应然

医患身体主体间性状态的实然与应然,呈现出现实与理想博弈的局面。

一、医患身体主体间性状态的实然:两个维度的裂解

（一）医患身体主体间性维度的裂解

目前,医患身体主体间性遭遇的最显著的问题是:医患身体主体间性的社会文化和自然场域两个交互维度被裂解,表现为对疾病与自然、与环境关联中出现的问题处置有力、有方,对患者身体与社会文化关联中出现的问题处置乏力、无策;主体性医学着力于在躯体、疾病意义上涉入身体的自然场域维度,淡漠于在身体、患者的意义上涉入身体的社会文化维度。在患者身体主体间性的语境中,去除社会文化维度的身体,就不再是整体意义上的身体了;医患交流如果只包含身体自然场域的内容,但缺失更为根本的患者具身感受、具身情绪等层面的社会文化维度的内容,将因从根本上远离整体性的身体而无效、低效、失效。

（二）医患身体主体平等的相对性

患者的身体和医者的身体,都是独立的主体,是患者和医者具身感受、具身情绪和具身认知存在差异的客观基础,这不意味着医患主体之间是不平等的。在医患身体主体间性理论的视域中,医者和患者是诊疗过程中平等的主体。医患身体主体间性的平等,强调患者身体的诉求和医者的理性思维具有平等的地位。患者的身体诉求不应该因为患者缺乏医学知识而受到忽视、轻视和鄙视;医者的理性思维不应该因为医者具有专业技能而显得唯我为是、唯循证数据为是。医患身体主体间性理论强调患者对医者的信任与医者对患者的尊重两者之间的协调一致,在这种语境中,医患才能实现平等对话。这是医者充分了解与疾病有关的一切、作出正确决策的基础。

医患身体主体的平等性是有条件的,具有相对性。在诊疗的语境下,患者的就诊需求和医者的职业性质决定了医患主体的平等性是人格层面的要求,"求医问药"很准确地反映了医患主体平等性中包含着心态落差。这种条件性同样表现在医患在知识结构上的差异,医患共同决策并不意味着医者在诊疗决策中专业优势的消失。

（三）医患身体主体差异的绝对性

从医患身体主体间性的角度看,医者的身体是具有医学专业背景的身体、具有医学话语权力的身体、具有医学技术权力的身体、立于医学观察和理性分析立场的身体;相对而言,患者的身体是陷落于某一种或几种具体的疾病带来的痛苦感受中的身体、是沉沦于消极情绪中的身体、是企盼救助和关怀的身体。医患身体主体间性就是特定的两个身体在特定的境遇中相遇时发生的特定关系。杜治政教授指出,医患身体主体的差异性表现在医患社会角色强弱的差异、医患对疾病的科学认知与社会认知的差异、医患身份的差异和医患的期望与利益的差异[①]。揭示医患身体主体之间的差异,解读医患身体主体间性中客观存在的异质异体的现象是医患身体主体间性理论的重要内容之一。

（四）医患诊疗活动涉身的选择性

医者的诊疗活动与具身性密切相关。不过,在主体性医学模式下,无论是通过眼睛看或者机器看,医者对患者疾病的解读是选择性涉入患者身体:深入其中一部分,而搁置另一部分。在治疗的场域,患者消除病痛、恢复健康、急切求助的强烈的身体信息一直在向医者传递,患者病痛的具身感受、负性的具身情绪一直在以不同方式向医者发送;患者希望知晓关于自己诊疗的相关信息(诊断、疾病性质、程度、预后、治疗方式、住院治疗时间、预后、费用等)的希冀一直在小心翼翼地或直截了当地向医者提出。然而,在主体性医学的语境中,患者身体的涉身诉求往往没有获得应有的应答或者被忽视。

二、医患身体主体间性状态的应然:"双手共现"的融洽

（一）"双手共现"的医患身体主体间性

身体主体间性意味着身体之间具有协调性和相互性。针对具有协调性和相互性的身体间性,梅洛-庞蒂提出了著名的"右手左手触摸说"来描述这种身体间性状态:在右手触摸左手的情形中,前者是主动者、触摸者,后者是被动者、被触摸者,仿佛一个是主体,另一个是客体。然而,真正说来,在这种触摸过程中会产生某种转换:左手实际上也在触摸,而右手也是被触摸者。于是,两只手均成为主动—被动者、触摸—被触摸者、主体—客体。进而言之,我的右手握着左手与我的手握着别人的手并没有根本的不同,也就是说当我握着

---

① 杜治政. 共同决策:弥合分歧,营建医患同心的医疗[J]. 医学与哲学,2018,39(4A):1-6.

他人之手时,我同样依据的是触摸—被触摸者的模式来进行领会的:"我的双手'共现'或者'共存',因为它们是同一身体的两只手:他人作为这一共现的延伸而出现,他和我就像是单一的身体间性的器官。"①

有效、高效的医患交流是置身于医患身体主体间性状态的交流活动。医患交流需要双方的身体交流与碰撞,医者与患者处于一种身体间性的状态。医患两个主体把彼此看作主体,达到"共在",这两个主体存在交互性,互相理解,达到共情。医患身体主体间性状态不是存在于意识间的逻辑蕴涵中,而是存在于医患身体间的实质蕴涵中。医患身体主体间性的"间"最终清楚地设定在身体这一实存的基础之上,医者的身体与患者的身体是具有相同性质的东西,它们构成了身体间性的基质。身体不是一种科学现象,也不是我们只有在世界的外在中理解的存在种类。只有在身体之中才能更理解身体。"拥有一个身体,就是拥有一个普遍的连接"②,医者和患者的两手之间、两眼睛之间、两耳朵之间能够协同地面对同一个世界,医者的身体与患者的身体也同样协同地面对着一个共同世界,这种"同一感"反映了医患身体的同一性。

医患身体主体间性状态是医者的身体知觉患者身体的医患交流的方式。梅洛-庞蒂对此有过深刻的论述③。借用梅洛-庞蒂的口吻,医患身体主体间性状态是这样的一种情景:医者以自己的身体知觉患者的身体为对待医患交流的方式,医者的身体与患者的身体构成一个共在的系统。医患身体主体间性体现了一个整体的正面和反面,医者和患者的身体同时栖息于医患身体主体间性之中。

强调医患身体主体间性是医患关系的基本形态,强调医患身体主体间性具有同一性,并不否认医患身体主体间性中存在着具身感受、具身认知和具身情绪的差异。正因为医患身体主体间性具有同一性,在实践中,医患双方才能够相向而行,跨越感受、认知和情绪的差异,实现医患共策、医患共识和医患共情。

---

① [法]莫里斯·梅洛-庞蒂. 哲学赞词[M]. 杨大春,译. 北京:商务印书馆,2000:153.

② [法]莫里斯·梅洛-庞蒂. 知觉现象学[M]. 姜志辉,译. 北京:商务印书馆,2001:413.

③ [法]莫里斯·梅洛-庞蒂. 哲学赞词[M]. 杨大春,译. 北京:商务印书馆,2000:154.

（二）促进医患共策、导向医患共识和增强医患共情

1. 医患共策体现医患身体主体间性理论的临床价值

医患共同决策（Shared Decision-Making，SDM）是医患身体主体间性展示其临床价值的主要平台，良好的医患身体主体间性状态是 SDM 过程实施的前提。作为一种新型诊疗模式，SDM 是指当医者和患者面对治疗决策时，尊重患者治疗意向，共享最佳临床证据，考量患者个人偏好，选择最佳治疗方案的过程①，其中，"考量患者偏好"最能体现医患身体主体间性和 SDM 的精神实质。"患者偏好"是指患者以自身的价值取向、意愿、需要、兴趣和嗜好对医方提供的备选诊疗方案进行选择和优先排序。患者偏好并非完全是主观臆断，而是文化、宗教、习俗、生活经历、医学局限性、病人性格与病情等多种因素相互作用的结果②。决定患者偏好深层次的背景是患者具身感受。患者感受是身体健康状况真切的"显示器"，患者感受到的身体不适，有的可以为诊疗仪器发现，有的是医学检查难以发现甚至不能发现的；患者感受到的疾病症状，有的教科书有完整的、典型的描述，有的教科书上缺乏完整的、典型的描述，有的教科书上则没有描述。目前在临床实践中，多数情况下医生根据已有循证医学研究证据、临床指南或专家共识等对"某一类"患者做出临床决策，但是由于患者身体的复杂性，这种临床决策很难细化到"某一个"患者③。尤其是当症状不典型的时候，依照文献对号入座，按照教材按图索骥不仅远离最佳诊疗方案，甚至导致误诊。诊疗个体化的前提是能够辨析个体差异，诊治方案能够体现并针对个体差异。患者个体差异信息，更多地存在于患者具身感受中。SDM 为辨析患者个体差异、制定个体化诊疗方案提供了由可能性向现实性转化的条件，是实现诊疗个体化的必由之路。SDM 的临床价值表现在搜集一手资料、辨析个体差异和提高患者依从性等方面。这些 SDM 的临床价值，与患者具身感受密切相关。充分搜集临床第一手资料，这需要医患间的充分合作。患者具身感受中有临床需要的一手资料。患者具身感受可以补充诊疗信息的

---

① Charles C，Gafni A，Whelan T. Shared decision-making in the medical Encounter：what does it mean(or it takes at least two to tango)[J]. Sicial Science and Medicine，1997，44(5)：681-692.

② 张新庆. 医患"共享决策"核心概念解析[J]. 医学与哲学，2017，3(10A)：12-15＋61.

③ 黄榕翀，杨雪瑶，宋现涛，等. 中国医患共同决策心血管病领域研究现状与展望[J]. 医学与哲学，2017，38(10B)：1-6.

残缺,而患者具身感受的获得没有医患身体主体间性的互动难以实现。有位医生很有感触地说:"正确的医疗决策,有赖于医疗信息的交流与共享,而实现信息的交流与共享,就必须有患者的参与,医生头脑中要有医患共同决策的理念。"①

2. 体认患者具身感受:医患身体主体间性理论的基本要求

体认患者的具身感受,是医患身体主体间性的基本要求,是 SDM 的基础;分享患者具身感受所提供的信息,是 SDM 的目标所在;只认同机器检查的数据或教科书的记载,不认可患者具身感受的行为不仅是导致误诊误治的根由之一,还是撕裂医患身体主体间性的罪魁。SDM 是医者体认患者具身感受的平台,通过 SDM,可以深刻认识疾病表现的复杂性,深刻认识体认患者具身感受于诊疗的重要价值,深刻认识医患身体主体间性理论于医患交流的指导意义。

SDM 有助于提高患者的依从性,增强医患间信任,提高患者满意度,营造良好的医患身体主体间性状态,最终改善长期预后。一项探讨 SDM 对促进胃癌术后病人机体恢复状况的研究显示:试验组病人倦怠、恶心呕吐和疼痛得分明显低于对照组,术后排气、排便时间以及下床活动时间均短于对照组②。由于术前 SDM 有效地体恤患者具身感受,减轻了病人的焦虑、紧张情绪,降低了术中应激反应的发生率;术后决策参与有效地提高了病人用药依从性及功能锻炼依从性,减少了术后并发症的发生。

从学理层面而言,体认患者具身感受,走向 SDM,强调的是医患身体主体间性的临床意义,而体察患者具身认知,达成医患共识凸显的是医患身体主体间性的核心价值。

3. 体察患者具身认知:医患身体主体间性理论的核心价值

体察患者认知,导向医患共识,是医患身体主体间性理论的核心内容。患者具身认知影响患者的具身情绪,决定患者具身行为,决定医患共识是否能够达成。围绕医患身体主体间性体察患者具身认知是导向医患共识的有效举措。第一步是研究患者认知,包括掌握患者认知理论、与患者深入沟通。如是医者才能体察患者的认知和思维方式是什么,有哪些深层的认知观念。体察

---

① 雷征霖. 临床实践中如何实现医患共同决策[J]. 医学哲学,2017,38(10A):5-6.
② 邹劲林,莫湘琼,李振东,等. 医患共同参与医疗决策对胃癌术后机体恢复的影响[J]. 中国慢性病预防与控制,2012,20(4):449-451.

患者具身认知,是医患交流的主要内容之一。第二步是审察患者具身认知,深入思考这位患者的认知有哪些特点,这些认知对诊疗过程会产生什么影响,这些认知发生的背景是什么。良好的治疗效果、便利的诊疗流程、充分的医患沟通可以有效地改善患者感受、稳定患者的具身情绪、改变患者的具身认知。应格外重视并尽可能提供医学人文关怀以增加患者良性感受,增进患者的积极情绪,以利于患者具身认知的趋向合理。第三步是明察患者具身认知,分析患者具身认知的合理性和偏差度,探讨如果这位患者的认知有偏差,用什么方法矫正。患者是一个复杂的群体,明察患者具身认知要注意分辨不同患者具身认知的特点,尤其是患者认知偏差程度较大的原因是疾病本身、诊疗技术、管理因素、人文关怀,还是由于患者的人格特征、认知结构、思维方式、行为方式和整体素质,抑或是医院设备与环境所致。以上所述的问题,都在医患身体主体间性范围之内。

在医患身体主体间性中,医者具身认知与患者具身认知的差异性是显著的。患者对疾病、疾病部位、疾病性质和疾病预后的认知是以身体感受为基础、以自身知识结构为支撑的身体认知活动,这一点与医者对疾病、疾病部位、疾病性质和疾病预后的认知是以理性判断为基础、以专业知识结构为支撑的医学认知活动有着显著的差别。患者关注诸如实验室检查、影像学检查、病理检查的结果,其焦点是这些医学检查结果对身体健康会产生怎样的冲击,是对社会生活诸如夫妻和家庭关系、经济收入、老人的抚养和子女的成长,还有自己的事业和前途等的影响程度。这一点与医者关注实验室检查、影像学检查、病理检查的结果的重点是对明确诊断和拟定治疗方案的意义有明显的差异。

良好的医患身体主体间性状态是医患具身感受、具身情绪和具身认知之间具有协调性和一致性。患者具身认知处于疾病状态—具身感受—具身认知—具身情绪的可逆性的互动机制之中。在相当一部分疾病状态(病种、症状、性质、程度)的情景下,患者的具身认知会产生程度不同的偏倚甚至是认知障碍。研究发现,慢性心力衰竭患者的认知功能较差,且受年龄、文化程度、左室射血分数、心房颤动、抑郁的影响[①]。具身情绪,尤其是患者的负性情绪对疾病发展、对患者具身认知都有消极作用。研究发现,喉癌患者术前焦虑、抑郁情绪与认知功能呈负相关,说明患者焦虑、抑郁情绪越严重,认知功能

---

① 杨慧锋. 慢性心力衰竭患者认知功能与生活质量的相关性研究[D]. 天津:天津医科大学,2016.

越差①。同时,患者认知功能的下降引起了患者情绪状态、功能健康领域生活质量及整体生活质量的下降,成为影响患者回归正常社会生活的严重问题②。疾病状态影响具身感受,具身感受引发具身认知,具身认知引发具身情绪,具身情绪和具身认知影响疾病状态。在这样复杂的情境中,依据医患身体主体间性理论重建患者具身认知,可以发挥积极作用。打断疾病状态—具身感受—具身认知—具身情绪双向可逆性的不良互动节奏,重建疾病状态—具身感受—具身认知—具身情绪之间的良性互动,从医患间性理论而言有两条路径。其一是通过认知重评和认知干预进行负性认知矫正,强化积极认知。认知重评是指通过改变思维内容以改变患者消极的情绪。引导患者评估具身认知,剖析具身感受和精神情绪对具身认知的影响,比较不同认知思维的利弊,如极端化认知、情绪化认知等,提出认知矫正方案供患者选择,引导患者进行认知重建,采用有利于疾病转归和身体康复认知的信念,形成积极认知并对其加以肯定和强化。其二是通过认知情绪调节,疏导消极情绪,植入积极情绪。认知情绪调节是个体基于认知且为了应对自身相关情绪困扰的情绪调节方法,是个体主动做出的认知应对,以帮助自身处理相关的情绪困扰③。这些调节方法有:通过倾听、陪伴、交流,鼓励患者合理释放消极情绪,使患者能够梳理情绪,恢复平静;从体认患者具身感受入手,植入积极情绪,引发医患情绪共鸣;通过叙事方法,讲解疾病知识,帮助患者正确了解疾病,解答患者对疾病的疑虑,建立良好的医患身体主体间性状态,建树患者信心。

4. 体谅患者具身情绪:医患身体主体间性理论的共情体现

医患身体主体间性理论的实践路径之一是体谅患者具身情绪。患者活在病患带来的情绪中,关注患者具身情绪的医学才是人的医学。"Empathy"(共情)的概念最早是由美国心理学家铁钦纳(Titchener)提出的,其本意是美学概念中的"主体情绪投射于所观察的事物中去"④。霍夫曼(Hoffman)给予共情

---

① 王雪瑞. 喉癌患者情绪和认知功能现况调查和认知行为干预[D]. 太原:山西医科大学,2019.

② Gross J J, John O P. Individual differences in two emotion regulation processes: implications for affect, relationships, and well-being[J]. Journal of Personality and Social Psychology, 2003,85(2):348-362.

③ Gross J J. Emotion regulation: affective, cognitive, and social consequences[J]. Psychophysiology, 2002,39(3):281-291.

④ Titchener E. Elementary psychology of the thought processes[M]. New York. Macmillan, 1990:211-217.

的定义是：知觉到他人情绪体验后产生的一种设身处地的情绪反应，或是从他人的立场出发通过对他人内心状态的认知而产生的一种情绪体验[①]。因此，情绪是共情的要点，情绪投射，是共情的主要机制。共情，首先是情绪的共情，医患身体主体间性首先是医患情绪之间的相互投射、互动和迁移。

在医患身体主体间性理论中，患者具身情绪具有重要作用。有学者将之分为四个维度：情绪维度，医者体会患者情绪，参与分享其情感和经历；道德维度，医者产生共情的内在动力；认知维度，医者运用知识和经验分析、判断、推理等方法察觉和理解患者情绪的能力；行为维度，医者将对患者情绪和态度的理解转变为恰当的行动，例如采用语言或非语言表达等沟通方式反馈给患者[②]。这四个维度都是患者具身情绪在医患身体主体间性场域中的表征。

医患情绪共情是医患身体主体间性中的特殊的情绪劳动，指医患之间感知或想象对方的情绪，并部分体验到对方感受的心理互动过程。患者情绪是医患共情的主要内容，医者的情绪共情能力主要表现在四个方面：感受患者的具身情绪、识别患者具身情绪、理解患者具身情绪和迁移积极具身情绪的能力。医患情绪共情不仅具有临床意义，也具有人文价值；不仅对提升医疗效果有影响，对改善医患关系也有作用。研究发现，有效的共情可以提高患者的满意度和治疗依从性，减轻患者的焦虑和压力，也可以使医护人员获得更加准确的诊断结果，从而产生更好的临床治疗效果[③]。医患之间良好的情绪共情关系可以给患者带来良性治疗效果，如增强免疫功能、缩短患者的住院时长、产生更加强大的安慰剂效应等[④]。反之，无效的共情则可能对临床治疗产生较小的作用，甚至使患者的病情恶化。同时，在医疗实践工作中，有许多医患冲突的发生与医患情绪共情障碍有着直接或间接的关系。医患情绪共情具有显著的医学人文价值。医患共情可以使患者感到自己被接纳、被理解和被尊重，从而产生一种轻松、满足的情绪体验，这正是医患身体主体间性理论所追求的

① Hofman M L. Empathy and moral development [M]. Cambridge：Cambridge University Press，2000：4.

② Morse J M，Anderson G，Bottorff J I，et al. Exploring empathy：a conceptual fit for nursing practice[J]. The Journal of Nursimg Scholarship，1992，24(4)：273-280.

③ Derksen F，Bensing J，Lagro-Janssen A. Effectiveness of empathy in general practice：A systematic review[J]. British Journal of General Pratice，2013，63(606)：e76-e84.

④ Riess H. Empathy in medicine：a neurobiological perspective[J]. JAMA，2010，304(14)：1604-1605.

效果。

　　医患身体主体间性不仅仅是建构和谐医患关系的本质所在,更是成功的医学活动的关键所在。毕竟,医学乃身体之学,失去医患身体主体间性的交互作用,医学将一事无成。

　　医患身体主体间性理论与医学身体哲学一样,在浩浩学海之中当属冷门僻径,但却有"推开最窄的门,走向最宽的路"之意境与未来。

第八章　医学身体哲学的学术氛围

"转向"的本意是调转方向。"哲学转向"是指哲学研究的视野或重点发生变化。哲学转向不是简单地从一种哲学转变为另一种哲学,而是对既有哲学思想的扬弃。哲学转向不是众多的哲学流派都归于一宗,而是因某种哲学理论的核心范畴、思维角度、研究视野对其他学科的发展产生了重要价值而产生的一种学科之间的相互吸引和融合。哲学转向是哲学进步的历史节奏,一部哲学发展史正是不断转向的进步史。"哲学转向"包括改变哲学发展走向的宏大转向和阶段性转向两种类型。宏大转向如西方哲学经历的三次重大的转向:古希腊和中世纪哲学的本体论哲学探讨世界的本源;经由培根、笛卡尔等哲学家之后,西方哲学的重点问题转向为如何认识世界的认识论哲学(第一次转向);到弗雷格、罗素、维特根斯坦等哲学家这里,这一问题又转向为认识如何准确表达的语言论,主张从语言分析来认识世界(第二次转向)。阶段性转向如苏格拉底自然哲学向政治哲学转向、伽达默尔解释学中的实践哲学转向等。

20 世纪 80 年代以降,各门学科反思笛卡尔二元论意识哲学对身体认识的浅陋,将学术探讨的目光投向身体哲学理论,向身体学说转向的学术重建思潮兴起(第三次转向)。身体成为当代文化的核心范畴,成为人文社会科学进入划时代发展的标志,身体理论成为学科转向的路标和学科再造的基本架构,身体问题成为伦理学、人类学、社会学、美学、政治学等学科理论建构的组成要素。同时氤氲着医学哲学向医学身体哲学阶段性转向的学术氛围,预示着医学身体哲学的产生和发展趋势。

第一节　生命伦理学向具身伦理学转向

一、生命伦理学：失察于身体的伦理意义

笛卡尔的身心二元论哲学构成了碾压一个时代的理性主义至上的思维方式和话语逻辑，影响波及人类精神世界的不同领域，医学伦理学和生命伦理学都在其辐射范围之中。医学伦理学强于普适伦理法则的颁行，弱于对身体感受和情境事件的回应；生命伦理学依旧没有走出笛卡尔普遍理性原则的窠臼，失察于身体的伦理意义，生命伦理学的原则面对诸如生命合成、人兽混合胚胎、基因编辑等问题表现出失能、失效、失范的尴尬。

医学伦理学和生命伦理学试图从理性出发，为医学行为和生命科学研究"讲秩序""立规矩"，并将之作为判定是非善恶的普适标准。但是，身体主观差异和不确定性、身体情境事件等却往往被普适性的理性标准排除在外。

案例 11

某医科大学人文医学博士入学试题

一持续性植物状态男性老年患者，全脑功能不可逆性丧失，无自主呼吸，必须用人工呼吸器维持，一切脑干反射均消失。实验室检查 EEG 为电静息，SEP 的 P14 以上波形消失，TCD 血流方向呈逆行，脑血管造影颅内动脉无造影剂进入。

以上过程持续 9 个月时，家人向医生提出实施药物注射安乐死未获同意。又提出由医生护士关闭人工呼吸机开关中断呼吸维持实施安乐死。医生说，要关你们自己关。医方和患方发生争执。

问题：请从卫生法学、医学伦理学、医患沟通学、医院管理学的角度分析

1. 医生护士可以关闭呼吸机开关吗？为什么？

2. 患者近亲属可以关闭呼吸机开关吗？为什么？

3. 我国实施安乐死最大的困难是什么？

在当代科学技术条件下，身体提出的新的问题不断冲击和挑战现有的伦理学理论。如上例，当代医学技术可以长期维持持续植物状态者的心跳和呼吸，然而，对于长期没有正常意识、没有身体感受、没有生命尊严的持续植物状

态者,是维持还是中断其存活状态的法律规定是明确的,但医学伦理学和生命伦理学的理论依据却是令人纠结不已,至今难以给出能得到社会认同的普适性意见。类似的困境,如面对头颅移植、基因编辑、人体试验等伤害身体的医学行为,现有的伦理学理论苍白无力甚至相互矛盾,实践干预乏术。凡此等等,不一而足。

二、具身伦理:补充和矫正

身体是生活的主体,当现有的伦理学理论无法应对流变不定的身体问题的时候,削足适履,将身体作为管制对象或长期处于理论争鸣、实践干预乏力的状态都不是我们希望看到的现象。走向身体本身,建构具身伦理的必要性由此凸显。

具身伦理以医学身体哲学为理论基础,强调伦理学理论与实践的具身性,强调关注患者的整体性身体,强调患者的身体感受。具身伦理学不否认医学伦理学和生命伦理学追求普适伦理规则的价值和意义。医学伦理学和生命伦理学作为医学场域、生命场域的宏大叙事、常规线性叙事的形式,提供评估医学行为是否合乎伦理标准的抽象规则,是社会主流文化判定医学行为善恶是非的权威化、合法化的表现。因此,具身伦理学无法替代医学伦理学和生命伦理学。但仅仅有抽象的原则是不够的,身体总是独特的、个别的、具体的,医学实践中的伦理问题总是具身的、感性的、个别的,因此,身体伦理学作为具象叙事、多线性叙事体现出不可或缺的价值和意义。

具身伦理学并不是一种新的伦理学理论体系,而是身体哲学思潮中的组成部分或者说是身体哲学在伦理学中的表现形式。具身伦理是一种本体选择、一种话语方式、一种研究的方法进路,其学科定位是对医学伦理学和生命伦理学的补充和矫正。

三、医学具身伦理学:医患理解的伦理根脉

(一)身体是不可擅动的本真存在

身体是由躯体与灵魂、物性与神性、感性与理性、自然与社会等多维度构成的不可分割、不可重构的生命整体。其中每一个维度的非自然损害都是违背具身伦理的;身体整全性存在思想凸显身体的价值:身体是意义的纽结,是意义的发生场;身体是多维价值的主体,不只是显示遗传性征的生物载体。

具身伦理的基本观点可以作如下阐述:身体是本真的存在,身体的基本

结构是身体固有的、不可分割的、不可外力设计或制造的、不可外力赋予或增减的。

以下针对身体的行为属于危害身体安全、违反具身伦理的行为：人为中断身体亿万年自然进化的历程，改写或强化身体；将科学技术的语言和逻辑强加给身体，罔顾身体内在的语言和发展的自然逻辑；贬低身体作为人类价值的坐标系、生活目的地和幸福根源的终极价值，将人工身体、人造身体强加给人类；无视身体自治系统的存在，无视身体拥有自主适应环境的能力、有自己与环境和谐共处的诉求和方式，更改身体元素、机械加工身体、破坏身体本真结构、以人工智能机器人替代身体等。

尊重身体整全性和本体存在是尊重生命的前提。试图用医学手段改变身体整全性和本体性存在的危害身体安全的行为，都是医学暴力，都是对身体的伤害，都是践踏具身伦理的行为。

（二）医患伦理关系的解读

梅洛-庞蒂提出的"身体主体间性"充满着伦理意蕴，其指向是身体与身体交互之间显现出来的相互关联的伦理关系，是"我"和"他人"身体间的伦理对话；身体主体间性的构架以"身体图式"作为伦理范式，强调身体间的协调性和相互性；身体主体间性的伦理性质可以通过身体的意向活动表现出来；身体主体间性的伦理关系体现为主动能体与被动受体的统一。

医患之间伦理关系的解读，从身体主体间性入手比主体间性更适宜。争取最大的健康效益是医者和患者身体意向性的共同所指，即医患身体主体间性决定了医患双方互为主体的平等地位，决定了医患理解、医患沟通的合理性和合法性。医者和患者的身体为异体同质的身体主体间性，决定了通过医患互动实现共同决策、结成医患共同体的可能性、现实性和可能遭遇的困难。医患身体主体间性的伦理追求境界是将医患双方导向医患共情，导向身体间的对话、协商与沟通。医疗资本运作是消弭医患身体主体间性伦理关联最大的消极因素。当下医患伦理关系中的各种问题的根脉，潜藏在身体、身体主体间性、人性和医疗运行机制中。

（三）患者身体的伦理基础

具身伦理的本体论基础是身体哲学。具身伦理关注整全身体而不仅仅是身体的某一个维度或者某一个方面。关注整全性身体，是具身伦理的基本范式。孙慕义指出："身体伦理医学模式是生命（身体）政治意志的表达与实现，其修正了生物心理社会医学模式的错讹，并能够最完整地反映人类对身份和医学的寄托,成为医学的基础和疾病救治身体康复的指导与希望。身体的伦理即是整全人的伦理、人的整全性伦理或整全性'我'的身体伦理。"①整全性"我"的身体伦理即具身伦理,其合法性的唯一依据是以身体为本体选择:身体是物质的、自然的,又是精神的、社会的;身体是感性的、非逻辑的,又是理性的、逻辑的;身体是思想的、认识的,又是行动的、实践的;身体是人性的、世俗的,又是神性的、脱俗的;身体是人类文明和文化的创造者,又是文明和文化的元素和组成部分;身体是医学思维和行为的主体,同时也是医学研究和服务的主体—客体;身体是皮肤、骨骼、脏器、大脑的有机结合体,身体是人的整体性存在,身体就是完整真实的"我",身体不仅是生理、心理的、社会的存在,更是文化的、哲学的存在,身体是无法伪造、不可复制、唯一合法的身份形态。因此,身体对具身伦理具有不可替代的本体论意义。人类的所有伦理行为都是身体整体的行为,是多元因素综合的结果,而不是某一个方面发生作用的产物。身体支配伦理行为,身体是各种伦理问题产生的本原所在。

（四）具身伦理的话语方式

患者具身感受是患者在感受源刺激下产生的患者具身反应,是患者身体个体的、独特的、无法抹除、无法替代甚至是难以言说的体验。医学伦理学和生命伦理学有太多的理性原则,却没有一条关注过患者感受。具身伦理学的话语方式及其表达思想的形式不是理性的原则,而是患者具身感受。

具身伦理关注被医学伦理学和生命伦理学遗漏的患者具身感受。注重患者诉说,强调倾听、体认、体察、理解患者具身感受,并以患者具身感受作为认知原点,审视和度量医学活动中的是非善恶之别,言说和评估医学行为中的道德和利益之争。

以患者具身感受为原点的具身伦理,扬弃了医学伦理学和生命伦理学的抽象、规范和约束,显现了具身伦理的具体、包容和通达。关注患者具身感受,是具身伦理的基本内核。

（五）具身伦理学的方法论进路

梅洛-庞蒂的身体现象学方法在具身伦理中的运用是指展现患者身体存在的本质然后再加以描述的方法,其基本特征是:排除任何成见、面向身体本身、直观把握和描述患者具身感受。身体现象学方法的关键是要返回到意识

---

① 孙慕义. 身体伦理医学模式是对生物—心理—社会医学模式的"僭越"[J]. 中外医学哲学,2015,ⅩⅢ(2)：9-25.

与世界的原初关联——身体,回到现象或原初知觉经验——患者具身感受。身体知觉经验和患者感受是最原初的经验,是具身伦理认识和实践的基础;在具身伦理的语境中,患者具身感受是其与医学之间的一种直接对话和作用关系。由此,具身伦理的任务是返回医学诊疗行为和医患身体主体间性的原点——身体与身体的具身感受。

将患者身体与具身感受作为具身伦理研究的进路,是一种以患者身体为本来面目、以患者知觉为基本界面、以患者具身感受为基本状态、以医患身体主体间性为基本关系的方法论变革,也是具身伦理的关注点区别于医学伦理学、生命伦理学的主要特征。

第二节 人类学向身体人类学转向

一、人类学:失之宽泛的问题域

人类学是从生物和文化的角度对人类进行全面研究的学科群。在 19 世纪以前,人类学是指对人体解剖学和生理学的研究。19 世纪以后,人类学突破了仅仅关注人类解剖学和生理学的传统,而进一步从体质、文化、考古和语言诸方面对人类进行广泛综合的研究,逐渐发展成为主要以人类文化现象为研究对象的学科。20 世纪后期,人类学发展迅速,辐射面广阔,研究领域涉及人类各种文化现象,诸如符号人类学、饮食人类学、象征人类学、认知人类学、宗教人类学、政治人类学、经济人类学、表演人类学、舞蹈人类学、音乐人类学、语言人类学、对话人类学,等等。"似乎人文、社会科学的各门类都可以找到与人类学嫁接或联姻的生长点,从中派生出某个新的边缘性学科或研究领域。"[1]与人类文化相关联的都可以成为人类学研究的主体,诸如国际关系、地缘政治、民族纷争、社会性别、民族主义、原住民运动、第四世界、旅游与开发、医疗与环境、跨国流动与国内流动、国际难民、殖民地反思、全球化与地方化等等[2]。以笼统的人类文化现象为问题域的学科,往往陷入涉及面广、聚焦度不高、难以

---

① 叶舒宪. 身体人类学随想[J]. 民族艺术,2002(2):9-15.

② 麻国庆. 身体的多元表达:身体人类学的思考[J]. 广西民族大学学报(哲学社会科学版),2010,32(3):43-48.

深入和系统化的尴尬。人类文化的覆盖面极广，人类学研究的问题域存在着失之宽泛的问题。

20世纪后半叶，身体人类学研究在西方出现，将身体研究作为人类学的视角和框架，将人类学发展推进到了一个新的历史阶段。1966年和1970年英国人类学家玛丽·道格拉斯所著的两本书《洁净与危险》和《自然象征》成为标志身体人类学问世的标志性作品。有学者认为，身体人类学研究的议题涉及身体政治、身体表达、身体话语、身体文化等诸多方面。身体不再被看作一种背景特征，而是成为人类学研究的主题①。

身体是人类学研究的重要对象。"身体是进行人类学分析的绝佳题材，因为它理所当然地属于人类身份认同本源。如果没有身体为人提供面孔，人也不会称之为人了。活着，就是通过人所代表的象征体系，不断地将世界浓缩融入自己身体的过程。"②人类学研究人的文化和社会特征，无法绕开身体这个纽节。从这个意义而言，人类学向身体人类学转向是一种必然的演进过程。

二、医学人类学：关注健康与疾病

1963年，医学人类学作为分支学科的名称被首次正式提出，其标志是《人类学双年评论》(*Biennial Review of Anthropology*)发表了以"医学人类学"(Medical Anthropology)为标题的文章。医学人类学是人类学的一个分支，以患者对疾病的社会心理反应而不是以疾病本身为研究的问题域。医学人类学以独特的人类学视角和研究方法审视病患、健康、治疗、社会制度以及文化之间的复杂关系，从而加强医学工作者对生命本身的尊重和关怀。医学人类学的研究成果深化了社会学、人类学者对许多传统命题诸如人性、个体性、亲属关系等经典概念的全新的、深度的理解。在过去六十多年的时间里，医学人类学已经发展成为人类学最为活跃的分支之一。这可能源于社会对健康和疾病的高度关注，而医学人类学讨论的议题部分满足了这种社会的期待；它的植根性、整体性、批判性思维方式，将个体的身体困扰置于周遭的社会文化环境中来理解，从而加深、更新甚至颠覆了人们对健康和疾病的想当然

---

① 胡艳华.西方身体人类学：研究进路与范式转换[J].国外社会科学，2013(6)：125-132.

② [法]大卫·勒布雷东.人类身体史和现代性[M].王圆圆，译.上海：上海文艺出版社，2010：2-3.

的判断①。

但是,医学人类学的发展也面临着一些深层次的问题。有学者指出,这些问题至少表现在:缺乏对理论反思、检讨、延伸的能力和勇气,导致出现大量重复的、缺乏新意的研究;往往沦为其他学科补充材料的工具或加以说明的注脚;为人类学,乃至广泛的人文社会科学作出的智识贡献尚不明显等等②。比医学人类学问世时间稍晚的身体人类学的问世,或许成为解决这些问题的希望。

三、身体人类学:身体是人类存在的方式

(一)"身体技术"理论

毛斯说:"'身体技术'这个词是指人们在不同的社会中,根据传统了解使用他们身体的各种方式。"③毛斯认为:每一种行为都是后天习得的,都与身体所处的文化背景有关,在一个象征体系的学习中对于身体技术的学习是必然的,应该建立一种综合生理学、社会学和心理学的"整体人"的学习系统。也就是说,所谓"身体技术"并不是独立存在的,在不同情境中,各种道德象征或理智象征会附着于身体之上。而身体技术的习得和内化,就是社会权威加于个体之上,使个体"知道和学会在一切条件下必须做什么"的过程。社会对个体的控制,首要和基础的一点,就是控制他们的身体。

正是因为身体技术是后天文化使然,而且身体技术与人本身紧密相连,所以对身体的训练和学习就成了首要的选择。毛斯认为,在人的一生中始终伴随着身体技术的学习和训练。人的一生其实就是通过训练获得为社会所承认的身体技术,从而表现自我并与他人交往的过程④。

(二)"两个身体"理论

西方身体人类学研究真正开始的标志是道格拉斯所著的两本书,一是在1966 年出版的《洁净与危险》,二是在 1970 年出版的《自然象征》。道格拉斯对

---

① 余成普. 中国医学人类学的研究困境及可能出路[J]. 南开学报(哲学社会科学版),2022(1):33-44.

② 余成普. 中国医学人类学的研究困境及可能出路[J]. 南开学报(哲学社会科学版),2022(1):33-44.

③ [法]马塞尔·毛斯. 社会学与人类学[M]. 佘碧平,译. 上海:上海译文出版社,2003:301.

④ 王媖娴. 社会、文化与身体[J]. 理论界,2011(9):87-89.

身体人类学的贡献,主要体现在他阐述的"两个身体"的重要理论,即物理的身体和社会的身体,身体首次作为人类学研究的明确主题。道格拉斯沿着毛斯开辟的道路,主张人的身体总是会被看作社会的意象,对身体的思考不能脱离社会的维度。没有社会的分界,也就没有身体的分界①。格拉斯将身体的属性区分为物理属性和社会属性,并且强调身体的社会塑造特征。道格拉斯认为,两种身体实际上代表着个人与社会的对立。在两种身体之间,物理身体和社会身体作为一个整体同时并存,其中,物理身体是基础,社会身体是本质。身体是区分神圣与亵渎、纯洁与危险的重要的和有力的标志。道格拉斯的"两个身体"的理论对身体人类学的发展产生了重要的影响。人类学者 N. 舍佩尔-休斯和洛克提出了"三重身体"的概念,即生活经历中的身体,自然、社会和文化象征意义的身体和身体政治。

（三）社会—身体—文化理论

1977 年,北爱尔兰的贝尔法斯特女王大学社会人类学系教授约翰·布莱金主编的《身体人类学》出版。布莱金在导论中阐发了身体人类学的特征,提出了"身体和文化相互作用"的思想。她认为,身体人类学不同于以往的体质人类学,因为它所关注的不光是人体的生理、生物学特征,更重要的是其文化的和社会的特征。作者认为,将人类学划分为体质人类学和文化人类学的传统二分法失效了,下述事实已经清楚地说明了这一点:"人体的外在形状就受到文化的影响,而且像语言这样一种明显的文化现象也是有生理基础的。"②布莱金指出研究者要更多关注身体本身对社会进步的贡献,身体和文化之间的关系是身体人类学的主要研究内容。人类学家的共同点是对身体作为文化存在基础的敏感性。身体人类学不研究身体疾病本身,但其广泛的身体知识涉及自我、情感、仪式、意义、传递、社会互动、经历的机构控制、人类与医学技术的相互影响等。

在布莱金看来,身体人类学的首要研究领域应是人类情感的品质和感觉的结构。这样的任务当然离不开社会、文化的具体背景。人类行为与活动是其生物机体在特定的文化的、社会的、物理的环境之中独特的功能作用,并且顺应着生物进化的大背景。对人类的行为解释,前提是对生理的身体具有透彻理解,但这并不意味着人类学家要像心理学家或生理学家那样考虑问题。

---

① 王媖娴. 社会、文化与身体[J]. 理论界,2011(9):87-89.
② 叶舒宪. 身体人类学随想[J]. 民族艺术,2002(2):9-15.

身体人类学主要关注在各种变化的社会互动的背景中,身体作为文化过程与产物的表征,研究身体和文化的相互作用,如身体形状如何受到文化的影响。

社会身体离不开物质身体,二者同在文化中相遇,这是身体人类学的一个主要观点。道格拉斯和布莱金一致认为,文化的、社会性的身体制约着生物的身体被感知的方式。由于身体的生理经验总是被社会的范畴所调节、修饰的,在这两类身体经验之间的持续的意义交换,使得每一方都会强化对方的范畴。作为这种相互作用的结果,身体本身就成为某种高度限定的表现媒介。

身体是连接社会与文化的纽结。以身体为纽结,"社会—身体—文化"理论渗透性很强,覆盖面很广,同时避免人类学问题域过于散在而导致研究视域"散光"。例如,可以从身体通过仪式从自然性向社会文化性转化的过程,来思考自然—身体—社会文化间的关系;或从个体身体健康或疼痛的状态与社会文化的隐喻来探讨疾病产生的社会机制;可以关注"自然"的身体成为社会结构隐喻的方式;或者对身体的社会性进行探讨,研究身体被视为一种技术和社会实践,或被视为一个承载社会文化的象征体系,与社会分类机制、阶层划分、社会人的建构等的密切关联①。

身体人类学给人的重要启迪在于:只有摆脱灵肉二分和灵肉对立的思维模式,对人本身的认识才能够打开新的局面;而像"体知"这样的东方认识论方法的奥妙之处,以及"体现"这样时髦的西方当代文化分析范畴,也才可能变得容易理解②。

人类是以身体的方式存在并实践着,生活世界是身体的世界。身体人类学研究通过"社会—身体—文化"范式,走向了理解整体人类社会生活必不可少的领域——人类社会多种样态的身体活动,身体人类学的理论视角也开始向多元化拓展,如对身体消费、身体与空间关系的研究。今天的身体人类学研究,就是要将一切身体现象放入整个生活系统层面,寻找日常生活中的身体实践。在医学身体哲学的研究视域中,身体的社会因素和文化因素无疑是重要的研究内容。身体人类学的研究成果,是医学身体哲学学术氛围中的重要元素。

---

① 麻国庆. 身体的多元表达:身体人类学的思考[J]. 广西民族大学学报(哲学社会科学版),2010,32(3):43-48.

② 叶舒宪. 身体人类学随想[J]. 民族艺术,2002(2):9-15.

第三节　社会学向身体社会学转向

一、社会学：行为主体被遗忘

社会学产生于 19 世纪上半叶，是以社会行为与人类群体为研究对象的社会科学，包括由微观层级的社会行动或人际互动至宏观层级的社会系统或结构，其传统研究对象包括了社会分层、社会阶级、社会流动、社会宗教、社会法律、越轨行为等。由于人类活动的所有领域都是在社会结构、个体机构的影响下塑造而成，所以随着社会发展，社会学将其研究重点进一步扩大至其他相关科目，例如医疗、军事或刑事制度、互联网等。医学社会学就是社会学的分支学科。

医学社会学作为一门学科最早出现于 20 世纪 40 年代的美国。1894 年查尔斯·麦金太尔在论述社会因素对健康的重要作用的一篇文章中第一次使用了医学社会学这一名词。第二次世界大战以后，医学社会学在美国得以长足发展。医学社会学运用社会学的理论和方法，研究医学领域中的社会角色问题，主要是医生、护士、病人等角色；角色行为问题，包括求医行为、施医行为、遵医行为等；角色关系问题，包括医患关系、医际关系、医护关系、护际关系、患际关系；医学与各种社会因素的相互作用问题，如医学与政治、医学与军事、医学与经济、医学与文化、医学与宗教等的相互关系；不同类型的医疗保健机构的组织结构、服务形式和社会效用问题等。

美国社会学家帕森斯的病人角色理论对 20 世纪 50 年代和 60 年代的医学社会学产生了较大的影响。病人角色是指患有疾病的人为社会所期待的行为方式。帕森斯认为，个体一旦被认为患有疾病，便应部分或全部地减去其家庭的或社会的责任；对其陷入疾病状态没有责任。但社会要求其本人有恢复健康的愿望。他或由家属代表他积极求医，充分与医生合作，根据医生的建议和要求进行治疗，并愿意在复原后重新担负起早先承担的家庭与社会责任。上述权利和义务是相辅相成、互为条件的，对本角色的任何违背都会损害医患关系、对患者的治疗产生消极影响。尽管帕森斯的病人角色理论别开生面地阐释了医疗境遇的社会层面，但其忽视了医疗过程中的固有矛盾，因而受到一些批评①，

① Deborah Lupton. 医学的文化研究：疾病与身体[M]. 苏静静，译. 北京：北京大学医学出版社，2016：13.

这些矛盾如医患身体主体间性的矛盾、医患权益的矛盾等等。

事实上,社会学和医学社会学存在的最大问题是:研究社会行为却将社会行为的主体——身体遗忘了。

二、社会学的身体转向:追问社会活动的主体

长期以来,无论是社会客观事实还是主观事实的主体——身体,社会学都对之视而不见。学者们认为在传统社会学中"身体的缺席"有以下的原因:社会学受到身心二元论的禁锢,对身体的整体属性存在误读,认为身体是属于医学、生物学研究的范畴;社会学的非生物主义假设,使得任何对身体的论述都要冒着被诬蔑为生物主义的危险;整体主义方法论始终在社会学中占据主导地位,而较少从个体的角度来研究社会行为,以避免被贴上个体主义和还原论的标签。从 20 世纪 80 年代以来,社会学发生了身体转向,身体社会学逐渐兴起并发展成为社会学的一门分支学科,并产生了广泛的影响。身体成为社会学理论的新的研究领域,社会学长久以来视而不见的身体主题开始受到重视。

社会学发生身体转向的原因,归根到底是身体作为一种兼具社会性与生物性的现象,是一切社会活动的终极主体。身体是社会的存在,身体社会学是以作为社会存在的身体为研究对象的学科,为人们提供从社会学的视角解读身体的理论。身体始终存在于社会规范、价值观、行为方式等社会因素影响之中。身体的社会性、身体的社会生产、身体的社会表征和话语、身体的社会史,以及身体、文化和社会的复杂互动等问题,都在社会学研究的视野之中。

身体社会学的认识论问题集中于身体在自然和文化中的双重身份上,"我"既拥有身体,又是身体。身体既是主体又是客体,身体是生命、智慧的载体,又是文化符号标志。一方面,社会规范、技能约束身体;另一方面,身体与我们不可分割,是我们进行社会创造的自然基础。身体诞生伊始就是进化过程的产物,既受生物性过程的影响,也受社会性过程的影响;身体的发展过程,是身体渐次受到社会因素的再造的过程;要研究社会问题,就要考虑身体与社会的关系、身体所反映的社会事实、身体所代表的社会现象;身体不仅受到了社会关系的影响,也为社会关系的建构奠定了基础,并融入了建构过程;身体是与社会相辅相成的,身体在社会中才有真正的意义,社会有身体才有无限的活力;身体是人与社会发生关系的中介,是人生活的载体,身体既约束着人的行动,也赋予人可以改变生活与社会进行互动的条件。身体的变化对社会政

治直至市民生活有着不可忽视的影响。身体是人们社会化的纽结,是对社会的直观的反映。

身体是人与社会发生关系的主体,是人生活的主体,身体约束着人的行动,赋予人可以改变生活与社会进行互动的条件。身体社会学,正是以身体为研究对象,把身体融入有关社会秩序、社会控制和社会分层的传统学术研究中,强调人的社会因素和生物因素共同影响着社会行为;反思并重新研究许多传统的社会思想;一方面考察身体的社会生产、社会象征与文化意义,国家、制度、权力对身体的管理和控制,另一方面则注重身体实践对社会、文化的建构。身体社会学并不是要提供对于身体确定不疑的论述,而是要提醒我们关注在医学社会学、父权制研究、社会本体论的性质、宗教社会学、消费文化分析、社会控制等领域中身体的重要性。身体社会学中的身体既可能改写社会,也可能被社会所改写;既可能利用社会,也可能被社会所利用;既可能控制社会,也可能被社会所控制,"身体"被刻满了复杂的社会印记。正如布莱恩·特纳所言:身体应该是社会学分析的中轴,"人类身体已经成为许多社会科学与人文学科研究的焦点"①。

三、身体社会学:社会身份的原本在哪里?

20世纪80年代以来,身体社会学研究出现一系列代表著作,如布莱恩·特纳的《身体与社会》,奥尼尔的《身体形态:现代社会的五种身体》《沟通性身体:沟通性哲学、政治与社会学研究》,巴克尔的《弱小的私人身体》,阿姆斯特朗的《身体政治解剖学》,约翰逊的《身体》,费赫主编的《人类身体史话》等等。1995年,由布赖恩·特纳主编的《身体与社会》杂志出版。

(一)身体化社会理论

布莱恩·特纳在《身体与社会》中提出了"身体化的社会"的概念,身体在现代的社会系统中已经成为"政治与文化活动的首要领域"。布莱恩·特纳综合了社会学、文化人类学、精神分析学、女性主义等领域的研究成果,糅合了梅洛-庞蒂、费尔巴哈、青年马克思、福柯、弗洛伊德等大师的理论,力图把身体的研究从简单的肉体层次提高到更高的社会层面②。

---

① ［英］布莱恩·特纳. 身体与社会［M］. 马海良,赵国新,译. 沈阳:春风文艺出版社,2000:8.

② 连新,胡晓红. 身体:社会学的新视域［J］. 山西师大学报(社会科学版),2015,42(1):143-147.

身体不仅代表了自身,还代表了社会身份、社会地位、社会秩序、伦理道德等。身体逐渐变成一种社会象征,是我们用来形成自我、展现自我的场所。身体成为社会化的纽结①。正因为如此,布赖恩·特纳把身体的研究放在社会学研究之中,从身体与社会的种种关系直到人的身体诞生、衰弱和死亡等过程中分析身体社会化现象:从身体的肉体性、感官性和客观性出发,系统地探索身体的复杂性;身体在社会行动中的功能;各种社会身体在长时间内的交互作用;身体及其文化形态;身体与治理的关系;身体政治学、社会性别和身体、健康与疾病中的身体等等。这些分析领域是有秩序的,它涉及身体、社会行动的性质、社会和政治、历史和文化形态等层面。

(二)五种身体形态理论

奥尼尔在《身体形态:现代社会的五种身体》一书中,提出五种身体的系统设想,即世界身体、社会身体、政治身体、消费身体和医学身体。奥尼尔的世界身体是从宇宙大世界的角度分析身体与世界关系的,人类将世界和社会构想为一个庞大的身体,并由这样的组合构成世界、社会和自然界。社会身体构成了内在公共生活的深层交往结构,社会身体是社会秩序与价值的象征。政治身体是政治架构与身体架构的"同构"。消费身体是需求的身体,它是满足人们无限膨胀的欲望的直接方式,它是现代消费文化的重要组成部分,是商业美学和时装业共同锁定的对象。医学身体是身体的医学化,我们生命中的每一个阶段——怀孕、生产、哺育、疾病、痛苦、衰老、死亡等——均置于职业化和官僚化中心的处置之下。

第四节　政治学理论向具身政治理论转向

一、政治的内涵与功能特征:泽润生民,治国理政

(一)中华原典政治理念:泽润生民

西方的"政治"一词出自《荷马史诗》,最初的含义是保卫城邦,引申为城邦统治、管理等含义。中国的"政治"一词出自《尚书》:"道洽政治,泽润生民",意为国家治理浸润于道,则恩泽普施于民众。泽润生民的政治观蕴含着以民为

---

① 谭剑丹,秦塔娜. 身体社会学的思考[J]. 理论观察,2013(1):55-56.

本的中华原典政治理念,是中外政治文化史上对"政治"阐释时间最早、内涵最深刻的杰出典范,是我国政治文明建设的宝贵资源,也是医学具身政治关系研究的理论原点。

(二)政治的基本内涵:治国理政

"政治"的基本内涵是指政府、政党、社会团体和个人在内政及国际关系方面的活动。"政"在古汉语中有三个基本含义。其一是"政事",《洪范》提出国家政事有八个方面。其二是"权力",《论语·季氏》曰:"天下有道,则政不在大夫。"其三是"正确",《说文》:"政,正也。""治"在古汉语中有三个基本含义。其一是"修整""疏通",由"治水"引申而来。其二是治理、管理、统治:《吕氏春秋》曰:"治国无法则乱。"其三是实现安定的状态:《晋书》曰:"星明大润泽,则天下大治。"时至近代,日本人在翻译 Politics 时,借用了"政治"一词。孙中山认同"政治"对译 Politics,认为"政"就是众人之事,"治"就是管理。管理众人之事,就是政治。马克思主义政治概念有三个基本含义:其一是政治是经济的集中表现;其二是政治的核心问题是国家政权问题;其三是政治是管理国家的组织系统。综上,政治即治国理政的社会活动。

(三)政治于医学:辖制、统领和管理

作为社会活动的政治有三大特征。其一,权力赋予政治刚性力量。政治是运用国家权力,为维护权力主体的利益进行的社会活动,一般以政府治理国家的活动为表征;国家权力赋予政治推行政治活动、灌输政治思想、运行政治管理的刚性支撑力量,这是其他社会事业不具有的特质。其二,政治作为上层建筑具有精神制约功能。政治是一种上层建筑,包括政治思想、政治学说、政治学术研究,一般以理论形态为表征,政治成为制约人们思想和塑造思维方式的柔性的精神力量。其三,政治的实体支撑是国家管理的行政体制。政治是国家和组织的管理方式,包括政治体制、政治制度、政治组织(军队、司法、公安部门、监狱等),政治成为规范人们行为、维持社会秩序的强制力量。

在医学与政治的关系中,医学自身的性质是其内在的规定性,如医学护佑身体的性质、医学组织等并非简单地由政治所决定。但政治功能的特征是政治与医学关系的重要制约因素。辖制、统领和管理是政治在与医学关系中的核心诉求,表现为两个方面:其一,设定、控制、协调医学的组织性质、社会角色、社会地位和活动方式;其二,与医学互动,调动或支配各种资源支持医学的发展以实现国家管理的目标。总之,在治国理政的语境中,医学是实现国家治理的工具,是实现政治目的的手段。

二、医学具身政治：护佑身体,矢志不移

(一)身体政治理论的概念

身体政治理论发端于尼采、成于福柯、深化于梅洛-庞蒂,身体政治理论旨在围绕身体揭示政治与权力之间控制与反控制的双向互动关系①,包括权力对身体的规训与身体对权力的反抗两个方面。身体政治中的身体、权力和政治是三位一体的。无论是在家庭、学校、医院、军队、监狱,还是在其他社会关系场所,只要存在着权力与身体之间的对立关系,就存在着身体政治。

福柯的哲学某种意义上就是一种身体政治理论②。福柯的身体政治对当代社会理论产生了重大影响,它开启了对权力的新理解。福柯说,“我们关注的是‘身体政治’,把它看作是一组物质因素和技术,它们作为武器、中继器、传达路径和支持手段为权力和知识关系服务,而那种权力和知识关系则通过把人的身体变成认识对象来干预和征服人的身体”③。在福柯那里,身体的重要性体现在各种社会控制机制、微观权力和规训机构都是通过身体作用于人,达到规训和控制人的目的。福柯认为从古典时代开始,身体成了权力运作的对象和目标:“身体也直接卷入某种政治领域;权力关系直接控制它,干预它,给它打上记号,训练它,折磨它,强迫它完成某些任务、表现某些仪式和发出某些信号。这种对身体的政治干预,按照一种复杂的交互关系,与对身体的经济使用紧密相连;身体基本上是作为一种生产力而受到权力和支配关系的干预;但是,另一方面,只有在它被某种征服体系所控制时,它才可能形成一种劳动力;只有在身体既具有生产能力又被驯服时,它才能变成一种有用的力量。”④

(二)医学身体政治理论的主要内容

医学身体政治理论是本研究在身体政治理论影响下的学术探索,旨在研

---

① 李重,申丽娟.性别正义：一种基于身体政治学的考察[J].杭州电子科技大学学报(社会科学版),2020,16(6)：45-49.

② 徐国超.福柯的身体政治评析[J].天津政行学院学报,2012.14(6)：17-21.

③ [法]米歇尔·福柯.规训与惩罚[M].刘北成,杨远婴,译.北京：生活·读书·新知三联书店,2020：30.

④ [法]米歇尔·福柯.规训与惩罚[M].刘北成,杨远婴,译.北京：生活·读书·新知三联书店,2020：27.

究身体、医学、权力之间的互动关系，包括以下内容。

1. 相对独立性和有限手段性

医学具身政治理论主张，医学具有相对独立性和有限手段性的特征，这一点，通过医学与军事的比较可以看得比较清楚。军事是以准备和实施战争为中心活动的社会活动①。克劳塞维茨的名言"战争是政治的继续"，深刻揭示了军事与政治的关系②。军事与政治关系有两个特征。其一是军事与政治的高同一性特征，表现在："战争不过是政治交往的一部分，而绝不是什么独立的东西。"③政治是不拿枪的战争，战争是流血的政治。其二是军事的强手段性特征，表现在当经济、外交等非暴力手段不能达到政治目的的时候，军事就成了解决问题的有力手段。军事是附属于政治性的存在。

通过军事与政治关系的比较可以发现，在与政治的关系上，医学本质地异于军事。医学作为政治的手段是有限度、有边界的。政治的根本目的是通过权力实施国家管理，维护特定人群的利益；医学也具有服务于国家管理的功能，但医学的根本使命是维护所有个体和群体的身体健康。医学无法像军事那样成为政治的附属性存在，医学有自己独立的使命和目的。医学护佑身体的价值海拔，与军事活动不在可以比较的论域之内。

2. 与经济相互作用、良性互动

医学具身政治理论认为，医学具有与经济相互作用、良性互动的特征，这一点，通过医学与经济的比较可以看得比较清楚。马克思主义关于经济与政治的关系是坚定的"经济决定论"：经济是政治的基础，经济决定政治。西方学者主张"政经分立论"，认为政治与经济两种社会事业是可以相互分立的，而且两者是可以互为手段、相互促进的。政治与经济的相关性是多重的，经济水平和政治文明的关系不是简单的线性关联。新近有学者指出，经典作家的本意是"经济作用于政治"而不是"经济决定政治"④，主张"政经互动论"，政治和经济相互作用、互为手段，实现良性互动。在一定程度上，"政经互动"已经是经济与政治关系的有效模式。

通过经济与政治关系的比较可以发现，在与政治的关系上，医学的性质异

---

① 王杰. 军事政治学的逻辑起点、学科定位及价值分析[J]. 军事历史研究，2010(3)：136-143.

② ［德］克劳塞维茨. 战争论：第一卷[M]. 北京：商务印书馆，1982：43.

③ ［德］克劳塞维茨. 战争论：第一卷[M]. 北京：商务印书馆，1982：894.

④ 郭强. 政治与经济关系新论[J]. 求是，2007(1)：34-37.

于经济,医学的正道不可以像经济那样以经济效益为目标、以追逐利润为驱力。在与政治的关系上,"经济决定论"的逻辑不适合于医学,医学无法充当政治基础的角色,更无法决定政治。"政经分立论""政经互动论"的思路对医学与政治的关系的定位有参照意义,医学与政治保持合理距离,但可以实现相互作用、良性互动。

3. 医学价值中立

医学具身政治理论认为,医学具有价值中立的特征,这一点,通过医学与文学的比较可以看得比较清楚。文以载道、教化社会、激励斗志、揭露社会阴暗面是文学的社会责任。由此,文学可以服务于政治,成为政治的手段与工具;也可能因为揭露社会阴暗面或政治内幕而成为政治规训和管控的对象。在文学与政治的关系中,因文学干预社会而受到政治严控,政坛和文坛"磨合"已久。《在延安文艺座谈会上的讲话》中,毛泽东旗帜鲜明地提出了"从属论":"文艺是从属于政治的,革命的思想斗争和艺术斗争,必须服从于政治的斗争"[①]。在1978年思想解放的语境下,文艺界开展了为期5年(1978—1982)的"文艺与政治关系"大讨论,提出了"并列论":文艺与政治同属上层建筑意识形态,二者间不是隶属关系,而是相互联系、影响的并列关系。1980年,邓小平对文学与政治的关系作了阐述:"不继续提文艺从属于政治这样的口号",但是"文艺是不可能脱离政治的"[②]。文学在与政治的关系中纠缠不已、颠簸不已,如此关联,医学实然未曾有,医学应然不能有。

通过文学与政治关系的比较可以发现,在与政治的关系上,医学与文学最大的差异是医学可以属于文化,但不属于意识形态;医学可以为政治所用,但其价值中立的基本立场不可更改,专注于为身体健康服务的使命不可更改。医生可以有自己的政治立场或是某个政治集团的成员,但医学救死扶伤的职业属性不可以被政治左右:医学护佑身体的本质是超越政治纷争的,即使是在战场上,医学的人道主义本色也不应该消退。医学不能像文学那样涉入意识形态的对垒而深陷政治问题的烦恼,医学只干预身体的健康问题而不能像文学那样干预社会政治问题。

4. 异化风险

医学具身政治理论认为,医学存在着被异化的风险,这一点,通过医学与

①　毛泽东. 毛泽东选集:第3卷[M]. 北京:人民出版社,1991:866.
②　邓小平. 邓小平论文艺[M]. 北京:人民文学出版社,1989:108.

科学技术的比较可以看得比较清楚。科学技术与政治的关系对社会进步的影响是全面而深刻的①。李醒民指出，科学与政治的差异如云泥之别，表现在所辖范围、关注对象、历史沿革、本质属性、追求目标和运作方式等方面②。但是，科学改变世界的巨大能量可以成为政治运作最强有力的手段和工具。科学为政治文明的发展提供思想养料和精神支撑；技术为政治活动提供物质手段；科技战、信息战已成为当前国际政治斗争的重要形式。正因为科学有特殊使用价值，所以国家政治权力为科学技术发展提供巨大的资金资源、人力资源、物质资源和市场资源。科学技术被特定社会组织利用，成为谋取利益的政治工具，其政治化风险有增无减：与政治意识形态相互渗透、联合，扭曲了科学技术本性，加速技术主义膨胀；被政治利用于社会控制体系，异化为控制身体的政治工具③；"技术官僚"控制技术的选择，形成"技术独裁"，极易导致凭借技术控制一切的技术霸权主义乃至"技术法西斯主义"④。因此，科学技术发展是政治管理最大的变量，因而，科学技术的问题，已然成为政治问题。

通过科学技术与政治关系的比较可以发现，在与政治的关系上，可以将医学视为科学技术系统的子系统。身体健康是社会健康的基石，医学对社会发展的价值是科学技术系统中基础性最强、根本性最显著的。医学与科学技术系统内其他子系统的区别在于医学是唯一直接服务于身体健康的科学技术。医学的核心价值是身体健康的业绩，不是政治目标的达成；医学的神圣使命是护佑身体，不是政治活动的平台；科学技术异化的后果是成为政治的附庸或谋财的工具，医学异化的后果是主宰身体、导致身体的灾难。如此风险，医学实然已经遭遇，医学应然风险很大。医学需要谨记的是，因为直接服务于身体，医学在科学技术系统中最为独特之处是，医学是护卫身体的"侍者"，不是主宰身体的"君主"，医学科研只是护佑身体的手段而不是目的。

5. 医学具有不可或缺、无法替换的社会功能

医学具身政治理论认为，医学具有不可或缺、无法替换的社会功能。医学与政治的关系是一个属于历史范畴的问题，最早医学与政治是无涉的，只是社

①　吴自斌. 科学技术是政治文明发展的不竭动力[J]. 学海,2005(2)：5-10.

②　李醒民. 科学与政治刍议[J]. 学术界,2013(12)：108-130.

③　黄正元. 科学技术政治霸权的进程及后果[J]. 深圳大学学报（人文社会科学版），2010,27(1)：28-32.

④　解保军. 安德瑞·高兹的"技术法西斯主义"理论析评[J]. 自然辩证法研究,2004(7)：42-45.

会和医学发展到一定时候医学才与政治挂上钩,而且随着社会的进步与医学的发展,两者关系会愈来愈密切,特别是政治对于医学的需要方面,而且这种需求是整个社会的,尽管可能某种政治消失了,但社会对医学的需求是依旧的。

医学是以护佑身体健康为使命的社会事业。身体,是构成世界的基本元素(梅洛-庞蒂的表述是:身体是世界之肉),没有身体,就没有世界,也没有医学。归根到底,身体存在的状态决定着世界存在的状态。医学与身体具有内在的关联性。医学不但与知识、与治疗与护理有关,它还和权力紧密相连。在19世纪的各个国家中,人们可以发现严格的国家控制与医学的自由之间形成一个交汇点,并朝着20世纪医学那受到保护和限制的医学特征发展①。医学通过防治疾病护佑身体,保护生产力,安定人心,保证经济需要的人力资源,医学是不可或缺、无法替换的社会稳定因素。这是医学与政治关系的基本点,19世纪的政治家们已经有了清楚的认识并付诸政治行为。因而,20世纪的医学,受到政治干预的力度更强,将医学作为政治手段、作为实现国家管理目标社会事业的管理意识和举措更明确。医学,在政治的深度干预下前行。

三、医学具身政治的现状与未来:实然状态与应然期待

(一)实然特点:使命与服务的交织

所谓医学具身政治的实然,是指特定的历史时期里医学与政治关系所呈现的实际状况。医学与政治关系实然状态(以下简称实然状态)表现在两个方面:第一,政治权力对医学身份和社会地位的评估和认定、对医学的干预力度和程度;第二,医学科学系统对政治权力的配合和辅佐、对医学身份和地位独特性的诉求和行为。实然状态的制约因素包括政治的、医学的相关制度和运行机制;政治、医学的不同功能定位及其社会身份。

实然状态作为客观存在的事实和现象的基本的特点是:医学护佑身体的使命和服务于国家治理行为的交互作用、密切相关。于政治而言,体现了政治管理者社会管理的意向性;反映了政治权力通过医学实现政治目标的政治意图;于社会而言,由于医学科学的发展,革除了大量陈腐观念,极大地推进了社会精神文明的进步;于医学而言,显示了医学争取政治的支持,发展护佑身体的能力、与医学内部与外部戕害身体的医学暴力进行斗争的

---

① 　罗伊・波特. 剑桥医学史[M]. 张大庆,译. 长春:吉林人民出版社,2000:序.

策略。

（二）实然呈现：干预与管控的博弈

（1）国家通过医学对身体进行干预。18世纪下半叶以来，西方政治统治和权力运作的焦点，就是身体。这一重要的政治现象，福柯称之为"生命政治"。身体的健康问题事关社会稳定、民族强盛、国家未来。医学对全民身体健康进行干预，是国家意志的体现，全民的身体健康管理成为国家战略层面的政治行为。生命政治的范畴系列中，叠印着国家权力通过医学对身体进行的干预是从生到死全过程（出生身份……死亡标准）、从防到治全方位（计划免疫……疾病防治）、从微观到宏观多层面（人类基因……人人享有卫生保健）、从管理到制度多角度（医疗体系管理……人口计划制度）、从理论到实践多维度（安乐死立法研究……安宁疗护实践）。在我国，"健康中国"成为国家战略，医学已然成为政治运作的重要载体。健康国家建设是国家治理的重要方面，医学因为政治的关系，影响从行业扩大到了全社会、全世界。

（2）政治对医学暴力行为的管控。医学暴力行为，是指医学利用技术手段恶意干预身体、戕害身体的行为。继1946年《纽伦堡法典》、1964年《赫尔辛基宣言》之后，部分国家颁布了一系列针对人体试验、诊疗手段、基因技术等相关法律法规和伦理原则，制约医学对身体的越界干预。

因为个人或群体的利益驱动，医学对身体的研究可能并且已经突破身体研究的伦理底线，诸如头颅移植、身体再造、基因改造等改写身体、再造身体的医学戕害身体的暴力行为。如何有效管控医学暴力行为戕害身体成为医学与政治关系中的难点，也是医学与政治关系中最有价值的亮点。

（3）政治对医学的不当干预。医学和科学一样，在政治生态中，其本身是中性的，不具有政治属性，但其存在又不能脱离政治，在良好的或不好的政治生态中，政治对医学的影响及其后果是大不相同的，所起的作用有很大的差别。医学与政治的关系涉及多方利益的博弈。在一定的环境下，会出现政治对医学不当干预并引发严重后果的现象。

在政治对医学的不当干预中，有一个突出的现象应该引起关注和反思：将意识形态的问题与医学专业问题纠合在一起，为不同的医学科学贴上不同的政治标签。在这方面，我国二十世纪五六十年代，在对待中医问题讨论中，在关于魏斯曼、摩尔根学说、米丘林学说和巴甫洛夫学说的评价等问题上有过经验教训的。对中医的发展提出不同意见被扣上民族虚无主义的帽子；宣布魏斯曼、摩尔根学说是资产阶级的，巴甫洛夫、米丘林学说是无产阶级的；将医学问题、生命科学问题打上意识形态的烙印,如《生物学通报》1952 年第 1 期发表《为坚持生物科学的米丘林方向而斗争》的文章,为《人民日报》转载,掀起了一轮又一轮的政治运动,把不同认识的学术争端引向畸形的政治路线斗争,生物学家被迫轮番表态支持所谓米丘林学说,以基因学说为指导的科学实验都被无理叫停。其中的教训不可谓不深刻。

(4)邪恶政治利用医学戕害身体。利用医学戕害无辜身体的政治,毫无疑问是邪恶政治。邪恶政治利用医学实现某种政治目的、以医学为手段戕害身体的恶行是人类历史上最黑暗的事件,也是医学与政治关系中不齿于人的罪恶行径。二战期间,德国纳粹和日本 731 部队的医生进行致死性的人体实验,将医学推进残害身体的罪恶记录之中。这一极端事件并不是政治利用医学戕害身体的终结,生化武器、细菌战对身体涂炭的程度更加惨烈。谢忠厚在《日本侵华细菌战研究报告》一书中揭露,抗日战争期间,日军细菌战部队在中国对 20 个以上省市实施了细菌攻击,疫情暴发蔓延 298 个县(旗),造成患者约 237 万人,其中死亡约 65 万人。谢忠厚指出实际伤亡人数一定大大超过这个数字。战后,邪恶政治对生化武器和细菌战研究的步伐大大加快,能力和水平大大提高。邪恶医学为虎作伥,与邪恶政治狼狈为奸戕害身体,既是邪恶政治的狠毒,也是无良医学的耻辱。医学被作为政治戕害身体的手段,其危害性远非其他社会建制或社会事业可以比拟。然而,邪恶政治利用医学戕害身体在医学与政治的关系中却是实然性的存在,此情此景,令人警醒,前事不忘,后事之师。

(三)应然期待:取决于对身体的深度理解

(1)应然期待的基础和制约因素。所谓医学与政治关系的应然期待(以下简称应然期待),是指对医学与政治关系应该如何的理性期待。其内涵包括人们对于医学与政治关系的检视与反思、设计与追求;体现着理念与行为的交织、理想与现实的博弈。

应然期待的基础是全社会,尤其是政治权力主体对医学护佑身体的本质属性和特殊地位的一种解读深度和把握力度。应然期待的制约因素包括:其一,全社会,尤其是政治权力主体对身体于世界的基础性、决定性的价值定位的认知能力,对身体价值的理解决定了对医学的价值认知。其二,全社会,尤其是政治权力主体对医学的独特性、独立性价值定位的社会认同和支持,对医学社会价值的认同决定政治权力对医学发展的政治态度和支持力度。其三,医学自身对于医学社会功能与医学护佑生命关系的研究深度和实践能力。其四,实然状态对应然期待的影响和制约。

实然状态和应然期待是在性质、存在方式、出发点和依据方面具有明显区别的两个概念范畴,但两者的相互关联和制约是更为重要的。在良好的社会环境中,应然状态与实然期待二者之间的一致性,不仅有着生命政治的学理深度,更有着身体关怀的温度。

(2)尊重医学的独特地位,实施医学优先发展的国家管理策略。身体健康是第一生产力。依循身体健康决定社会健康、医学护佑身体健康的内在逻辑,立于国家治理的根本任务是长治久安、国泰民安的历史制高点,政治权力尊重医学的独特地位和作用,在治国理政的社会实践中,践行医学优先发展的政治管理策略,是正确认识和处理医学和政治关系最有历史责任感的选择;给予医学优先发展的社会地位认同、给予医学以各种物质的和非物质资源的支持,是最有政治远见的治国理政方略,是最具有温度和力度的民心工程。

(3)尊重医学的自主性,为医学护佑身体功能的发挥营造良好的社会氛围。医学是高度专门化、高度复杂性学科形态,其知识体系的整体结构由其研究对象身体的至上性和复杂性决定而不为其他外力所塑造。由此,医学知识体系的整体结构是医学具有自主性的本质规定;医学价值追求成为医学自主性的逻辑支撑;医学人文精神成为医学自主性的职业特征。医学自主性是医学事业崇高神圣的基础和保证。医学对自主性的主张具有保护医学健康发展不受干涉的合理性;全社会和政治权力对医学自主性的认同和弘扬不仅有利于医学发展,而且有益于身体、有益于社会、有益于人类。事实上,我国医学确实能够获得最大自主性,从而加速医学的进步;医学进步反过来又促进社会的和谐发展。为了维护医学自主性,社会和政治权力都应该采取明智的态度,双方应该主动协调、理智应对可能出现的冲突和问题。

(4)尊重医学家的专业权威,守住政治干预医学的边界。医学家,包括医学理论专家和临床、公卫专家,在医学理论研究和医学社会实践活动中均处于核心地位,他们是医学活动的机理阐释者、专业活动的设计者、医学行为的指挥者,发挥着中心作用。没有医学家,身体的健康、疾病的防控和社会的安宁会成为一种奢望。为学术而学术的人,才具有科学的人格,全身心地投入于医学的专家,是最值得敬重的专业权威。真正的医学家也许缺乏政治经验和谋略,但他们不缺乏专业判断力和正直的科学品格。美国耶鲁大学社会学系教授 Paul Starr 指出:医学家的专业权威对于社会秩序、对于医学服务对象来说是一种资源,发挥这种资源的最好方式是公众和政府的接纳能力①。尊重、信赖并认真对待医学家的专业意见,是政治权力处理政治和医学的关系和公共卫生决策中最明智的决策。医学发展需要社会和国家的必要支持,但是也要防止和抵制政治对医学不合理、不恰当的干预。为了取得医学和社会双赢的结果,就需要医学共同体与政治权力之间的协商和协调。毫无疑问,医学对身体健康、对社会发展的影响越大,政治对医学干预的后果的重要性也就越大。科学,包括医学在内,是讨论自然界(身体)内在发生、发展、变化的问题,这些问题只能依靠科学家(医学家)按照科学自身的特点通过科学实践得到解决,不是依靠政治、意识形态、政治家的主观意志能解决的,对待科学、医学的干预,必须以尊重医学科学为前提。

医学是医学理论和医学技术支撑的科学体系,在护佑身体健康的过程中,对疾病防控和诊疗可能对身体、对社会造成的危害有着独立的医学科学评判标准和处置原则。政治越界干预预防治疗具体的技术性的措施,替代医学的科学指挥功能,其后果是严重的和不可逆的。守住政治干预医学的边界,避免不当干预造成的恶果,需要形成政治自律和全社会他律的有效机制。历史总是一再地重演,其关键就在于缺乏防止重演的有效机制。

(5) 运用国家权力严管严控医学暴力行为。政治权力运用规章制度、法律法规甚至国家机器,坚决管控各种类型戕害身体的医学暴力,是政治权力系统治国理政的社会责任。尤其在医学高新技术条件下,应严密监控与打击诸如头颅移植、身体再造、基因改造等改写身体、再造身体等医学戕害身体的暴力行为,防止医学陷落于"技术法西斯主义"陷阱,保证医学沿着护佑身体健康的正确道路前行。危害医学的可能方式有很多,但医学暴力戕害身体是对医学危害程度最大的,因为它摧毁的是身体的灵性、人格、本真②。防止医学被危害的途径有很多,但国家权力严管严控是最为有力的,因为唯有政治权力能够平抑医学暴力。

(6) 彰显医学的核心价值,以护佑身体健康为终极使命。医学的应然首先是修医德,行仁术。孙思邈《备急千金要方·序》云:人命至重,有贵千金,一方济之,德逾于此。高超的医术与高尚医德并举,是医学的本质使然。医学

---

①　Paul Starr. 美国医生的专业权威是如何建立的[J]. 张静,王丹,译. 社会工作,2018(5):9-30.

②　刘虹. 守卫身体:论医学干预的限度[J]. 医学与哲学,2019,40(22):1-6+11.

在正确的政治理念和政治管理的环境中，做好医学社会事业应当承担的角色和社会责任。以专业的身份介入社会管理，在重大公共卫生危机暴发的时候，以医学的特殊地位当仁不让地指导、指挥疫情防控工作，推进治国理政行为良性运行；更重要的是应坚持护佑身体是一切医学活动不可更改、不可替换、不可僭越、不可违背的核心原则，坚持践行医学护佑身体的历史使命的初心，将医学的温度送达天下所有需要医学护佑的身体。

医学具有社会事业和医学科学的双重身份。作为社会事业，医学配合国家治理服务于身体健康、主政公共卫生和医疗活动，维护社会生产力，为全社会正常运作提供医学保障；作为医学科学，医学在科学理论指导下通过医学技术服务和提供医学人文关怀护佑身体，为人类安康和世界祥和作出医学独特的奉献。在医学与政治的关系上，政治应该更多地服务于医学，而不是更多地干预医学。政治可以影响医学，但不能代替医学，这是政治处理与医学关系的真谛。医学可以服务于有利于社会发展和身体健康的政治权力运作，但不可以无原则地为政治所驾驭，甚至沦为政治权力伤害身体的帮凶，这也是医学处理与政治关系的真谛。

第九章　医学身体哲学的临床实践

　　临床实践是以医学诊疗活动与患者具身关怀为内容的医学活动,患者具身关怀是临床实践的重要组成部分。医学身体哲学临床实践的重要问题域是患者身体感受性与临床理性思维之间的关系。身体哲学认为,感受性是知觉所特有的性质和特征;医学身体哲学认为,患者的具身感受性是患者的知觉所特有的性质和特征,包括患者具身感受、患者具身情绪和患者具身认知等维度。医学身体哲学临床实践的策略包括确立患者具身感受性在医患关系、医患共策和循证医学三个方面的定位;医学身体哲学临床实践路径有患者具身感受关怀、患者具身情绪关怀、医学具身技术关怀和医学具身服务关怀等四个方面。

第一节　医学身体哲学临床实践的内容、问题域和复杂性

一、患者具身关怀：临床实践的重要组成部分

　　在生物医学的字典中,临床实践的概念是指医学诊疗护理的专业性、技术性的活动,患者具身关怀的活动没有被纳入其中。在新医学模式之下,人们提出了以患者为中心、医学人文精神等理念,在临床工作中体现医学人文关怀方面也作了有益的探索。但由于医学的哲学基础依旧是理性思维唯上唯一的意识哲学,形成了临床实践以医学专业活动为本、接受医学人文"融入"的局面。医学人文关怀活动并不是临床实践的基本内容,这意味着医学人文关怀和医学专业活动的二元分立的存在。倡导医学人文、改善医患关系、推进人文关怀的运动在中国已经开展了 30 多年,医学的温度依旧不尽如人意,深层次的原

因在于在临床实践中诊疗技术活动独占风骚；人文关怀可以点缀但不是与诊疗活动交织在一起的，没有成为医学实践的有机的、重要的组成部分。

我们认为，临床实践是以医学诊疗活动与患者具身关怀为内容的医学活动。患者具身关怀不再是锦上添花的，不再是刻意点缀的，不再游离于临床实践，而是与临床诊疗活动一样，同为临床实践的基本内容，共同构成临床实践的"双螺旋"。

我们倡导患者具身关怀是临床工作的重要组成部分，并不意味着忽视医学诊疗活动的价值和放弃临床理性思维；我们强调患者具身感受性在临床实践中的意义，并不意味着患者具身感受性可以替代临床理性思维。患者具身感受性提出的问题，最终是要靠医学理性思维来破解。以连恩青的例子来说，解开他的不满的疑团，仍需要科学的、理性的方法。

二、医学身体哲学临床实践：问题域与复杂性

在意识哲学甚至是医学哲学的言说中，临床理性思维和患者身体感受性是分裂对峙且不对等的：临床理性思维被抬升和身体感受性被忽略、医者意识占据主体地位和患者情感本真被贬抑、意识主体性被推崇和身体本体性被淡忘同时存在；医者理性思维在临床诊断中是客观的、专业的、科学的象征，而患者具身感受性是主观的、不专业的和非科学的表征；感性的、无序的患者具身感受性应该接受理智的、冷静的临床思维的教导和匡正。

医学身体哲学临床实践的问题域包括：如何通过医学具身关怀提升医学的温度？医学具身关怀的内容有哪些？途径是什么？目标和终极目标是什么？患者身体感受性与临床理性思维（包括医者诊疗推理和判断、医学客观检查数据）之间的关系是怎样的？研究这些问题是为了落实医学具身关怀在临床实践过程中的实施，纠正临床实践忽视患者具身感受性的偏差，正确认识患者具身感受性在临床思维过程中的关系。

医学身体哲学认同患者具身感受性存在的意义，重视蕴含在具身感受性中的诊疗信息，反思临床理性思维摒弃患者具身感受性的失当，反思检查数据是临床诊断的唯一依据的执念；没有人会认为患者具身感受性能够替代临床理性思维在诊断中的地位和作用，但患者具身感受性与临床理性思维之间的关系不是一个简单的问题。

案例 12

心内科的诊室里来了一位大四的女生，身材姣好，戴一副眼镜，文质彬彬。

她情绪紧张、表情忧郁。她告诉医生自己浑身乏力,感觉类似电梯快速升降带来的失重感;严重的时候有心脏"停跳"感,甚至有觉得要过不去的濒死感。接诊医生得知她2天前刚做了心脏方面的相关检查,未发现器质性心脏病变,但还是谨慎地为她申请了心电图检查,未发现室性期前收缩。患者对医生说,她上网检索了,室性早搏后果很严重的,觉得自己支撑不下去,已经无法正常学习了,要求入院治疗。医生又为该患者申请了24小时动态心电图检查,结果显示该患者室性期前收缩是偶发症状。医生耐心与患者沟通,向她解释室性早搏的有关知识。了解到女大学生所学的是与大坝安全监测相关专业后,医生问患者,判断大坝是否有安全隐患,工程技术人员的经验与客观数据不一致时应该怎么办?患者说,那要看显示大坝隐患的客观数据是否可靠。医生对患者说:对啊!这和你的问题类似。你的感受并不是你刻意伪装的,是有原因的。但这个原因是你误解了室性早搏的信息引起的情绪紧张和焦虑所致。现在医学检查的可靠数据表明,你是没有器质性心脏病的健康人,而健康人也可能发生室性早搏。你担心的隐患是没有的。大学生认真地听着,身体的表情说明她渐渐释怀。两天后患者通过微信传来了她在教室上课的图像,开心地写道:我好啦!

正常人出现的室性早搏既不是器质性心脏病,也不会有独立的危险,是否需要治疗取决于有无症状。女大学生发现早搏后,误读网络信息,产生了对室性早搏的过虑和焦虑情绪,该患者出现的与临床诊察和客观数据不一致的症状感受,不是虚妄或伪装,乃是认知偏差导致焦虑所致。如此无器质性心脏病又无症状的室性早搏,最好的治疗是不用药、不治疗和对患者进行具身感受、具身情绪关怀,得体地纠偏患者具身认知。

在患者具身感受性和医学检查数据的关系方面,医学身体哲学认为,患者具身感受性不纯粹是主观的、情绪化的,而具有一定的神经生理基础,是基于身体直觉、感觉和知觉的客观反映。当患者具身感受性与医学检查数据发生矛盾时,不能简单地用客观数据结果否定身体感受。但应该认识到,患者具身感受虽有其生理基础,但就其形式而言是主观的、经验的,具有可错性,医学检测数据是客观的、理性的,具有科学性。当二者发生矛盾时,应以科学检测数据为标准。

在临床实践中,患者具身感受性与临床理性思维之间的关系是复杂的。概括之有如下三类:

第一类是患者具身感受性与临床理性思维判断相一致。相同的身体结构和疾病的病理机制是其生理基础,症状典型是其表现方式。如心绞痛患者多感受到发作性疼痛,疼痛部位主要在胸骨体之后,疼痛性质通常是压迫、发闷或紧缩性的,也可有烧灼感,但不像针刺或刀扎样的锐性痛。心绞痛患者的具身感受一般可以得到医学检查客观数据的证实(心绞痛发作时心电图检查可见 ST-T 改变,症状消失后心电图 ST-T 改变亦逐渐恢复,可初步诊断;冠状动脉 CTA 显示冠脉狭窄,结合胸痛症状即可建立诊断;冠脉造影可确诊),在这类心绞痛的诊断思维中,患者具身感受性与临床理性思维相一致,临床医生根据典型心绞痛的发作特点和客观检查数据,结合患者主诉的症状感受、年龄和存在冠心病危险因素,可以准确地做出心绞痛或冠心病的诊断。

第二类是患者具身感受性与临床理性思维相背离。个体差异和疾病复杂性是其生理基础,症状非典型是其表现方式。有学者指出患者具身感受性与临床理性思维相背离有多种情况。第一种情况是症状不典型,患者感受亦不典型的情况。如新冠病毒感染因症状不典型,有的患者感受喉咙只有少许不适,有的患者感受喉咙如刀割一样的剧烈疼痛。第二种情况是无症状给患者带来对疾病无感受的现象。无症状现象是指患者在疾病状态没有疾病感受的现象,如无症状新冠病毒感染者缺乏常有的症状感受。第三种情况是某一系统疾病以另一系统疾病的症状为主要表现,患者对某系统疾病症状的感受不明显,对其他系统疾病症状的感受很突出。尿毒症患者体液中蛋白质代谢产物大量蓄积,其中尿毒症毒素可以引起体内各种各样的临床表现,如患者往往有纳差、乏力、恶心、呕吐等消化道疾病的感受。第四种情况是因患者的功能代偿或失代偿而形成的症状感受。由于患者的代偿功能不同,即使同一局部的疾病其症状表现也不尽一致,甚至相去甚远。如慢性肾小球肾炎患者,由于肾外因素引起代偿失调,造成肾小球并无明显的损坏,而患者的感受比较显著。第五种情况是不同疾病的症状相互掩盖而给患者错误的感受信息。如风湿性心脏病的患者,听诊可有病理性杂音,但在患者合并心力衰竭时因心肌收缩力减弱可出现杂音减弱或消失的情况。这些现象都会给患者感受带来不确定的因素,等等[1]。

第三类是与常态的患者具身感受性质不一样的情况。患者是一个复杂的社会群体,患者的具身感受也是复杂的,不仅受到特定疾病的制约,还受到人格因素的影响。有人格缺陷或感知异常的患者,其感受可以是严重走形甚至

---

[1]　刘虹,耿拔群. 论疾病的假象[J]. 医学与哲学,1999,20(12):1-3.

是虚假的。精神疾病的患者的感受中,有一部分本身就是精神症状,如被害妄想症患者往往处于恐惧状态,常常有被人议论、诬陷、遭人暗算的感受。

综上,患者具身感受性与临床理性思维相辅相成、互为表里。离开了临床理性思维的统领,患者具身感受是杂乱无序的,甚至是偏倚的、虚假的诊疗信息;如忽视患者具身感受的依据,那么临床理性思维缺乏来自身体的感性基础,对疾病认识、临床判断都是残缺的,医学的温度是不足的。

第二节　医学身体哲学临床实践的策略

忽视患者具身感受性是当代医学显然的不足,这个缺陷在医患关系、医患共策、循证医学上都有所体现,我们有必要审视现状,优化医学身体哲学实践。

一、医学身体哲学的视角：纳入医患关系的模式

对医患关系的认识和实践,目前似乎全从医方的观点出发,以医方的认可为基准,患者具身感受性基本上没有被纳入医方的视野中。从医患关系模式看,医方的统领性质是明显的:"主动—被动型"的特征是医方为患者做什么,"指导合作型"的特征是告诉患者做什么,"相互参与型"的特征是帮助患者做什么,而患者具身感受性没有空间。从医患信托关系看,强调求医的患者对医方的托付与诚信,患者具身感受性没有地位。从医患契约关系看,在法律平等层面强调患者对医方的依赖性和约束力,患者具身感受性没有力度。从医患纠纷看,强调医患双方的利益纷争和双方的权利和义务,患者具身感受性没有价值。医患关系是以医患身体主体间性为基础的社会关系,医患关系建设的根本目的是更好地造福患者的身体。患者身体的诉求与应答是医患关系无法回避的基本问题,因此,将患者具身感受性纳入医患关系研究和实践的视野,是优化医患关系建设的重要策略。

二、医学身体哲学的理念：纳入医患共策的过程

医患共策是在临床证据和患者知情同意的基础上,医患共同选择诊断、治疗、管理和随访方案。它包括提供基于临床证据的关于选择、结局和不确定因素的信息,同时提供咨询、记录并整合患者知情偏好的系统。历经四十多年的研究和临床实践,医患共策在欧美等发达国家已逐渐成熟,建立了较为完善的

理论体系,应用于临床决策的辅助模型、规范流程、配套法律和政策逐渐完善。但 Neal Maskrey 指出,尽管经过 40 多年的研究并也得到了认可,但医患共同决策的发展依旧步履维艰①。医患共策需要医患之间的有效沟通,而非科学、证据或者数据。临床证据、诊疗意见如何与患者观点及偏好协调一致? 如何将其完美融入个体化诊疗? Neal Maskrey 将医患共策中遭遇的难题归咎为临床医生缺乏更广泛的沟通技巧。

　　医患共同决策走向成功的基础是患者具身感受性与临床理性思维的洽通,即两者的融洽与贯通。走向洽通的关键是医者对医学身体哲学的理念有深刻的认识。杜治政教授认为,医生往往习惯于根据各种影像、化验资料评定疾病治疗的效果,但患者却常从自身的感受看待病治好了还是没有治好。影像、化验资料反映的是静态和局部的情况,病人的感受是全身整体情况的反映,因而两者常有不一致的现象发生。而医患共同决策,则要求医生将理化资料与病人的感受结合起来思考,从而形成医患对疗效评定的共同认识。医患身体主体间性与医学身体哲学提供了医患共同决策的理论支撑。转换思维习惯,就会看到患者参与共同决策的潜能,正如拨开云雾能见到青天一样②。

三、医学身体哲学的思维：纳入循证医学的实践

　　循证医学认为,临床决策应该是"最好的研究证据""临床医生的技能经验"和"患者的意愿和价值观念"三个维度的结合。其中"最好的研究证据"是核心,而"患者的意愿和价值观念"体现了循证医学内涵中具有的医学人文元素。在临床决策的过程中,证据的解读是关键。由于患者缺乏解读证据的能力,因此,绝大多数患者的意愿不得不依从于医生的专业权威。所以,循证医学难以避免"证据唯一性"之嫌。"患者的意愿和价值观念"在循证医学中实际上还停留在概念层面的状态。

　　有很多临床医学的问题,医学内部对之并没有一个统一的认识,医学证据自身的科学性的实现是一个需要不断完善的过程;大样本的证据不一定对患者个体的病患有解释力;对证据的解读和与特定患者病情的结合,对医

①　Neal Maskrey. 医患共同决策：为何步履维艰[J]. 中国医院院长,2021(5)：19-21.

②　杜治政. 共同决策：弥合分歧,营建医患同心的医疗[J]. 医学与哲学,2018,39(4A)：1-6.

生的专业水平和临床经验要求很高；患者身体的信息在循证医学中只有生物医学意义上的表征，患者具身感受、具身情绪、具身认知是难以量化、难以"循证"的。

循证医学只是临床理性思维的一种工具，要体现"患者的意愿和价值观念"，在临床实践中，临床医生要倾听患者身体的呼声，要触摸患者具身感受，要体验患者具身情绪，要走近患者具身认知。医患交流、医患沟通最重要的价值不仅是改善医患关系，而是知觉患者的具身感受性。患者身体的信息虽然是非科学的、非理性的、非数字化的，但却是整体的、体验性的、具身的。缺乏循证医学的临床决策失去的是数据支持，而缺乏医学身体哲学的临床决策失去的则是对身体的整体把握。

第三节　医学身体哲学临床实践路径

一、核心：医学具身关怀概念

（一）人文关怀：对生存、生活、自由和尊严的关怀

西方关怀思想可以追溯到亚里士多德的友爱观，其强调友爱是个体之间以善意为基点的相互关爱，被视为关怀理论之源。奥地利宗教哲学家马丁·布贝尔（Martin Buber）认为，当人们之间形成共生关系而不再是利用与被利用的关系时，人们置身于相互关怀的"我—你"关系中。存在主义是关怀思想的哲学基础。德国哲学家海德格尔认为：关怀是人对其他生命所表现的同情态度，是良心的根源，是生命最真实的存在。萨特的存在主义以"人的存在"为重心，强调人的价值，强调对他人的关心，强调要富有责任感。

人本主义思潮是关怀思想的心理学阐述。马斯洛人本主义心理学提出需要层次论，将人看作有着多层次需要、渴望关怀的人。关怀伦理学是关怀思想的伦理学解读。哈佛大学教授、女性主义关怀伦理学的奠基人卡罗尔·吉利根（Carol Gilligan）强调人是在相互关系中存在的，提倡通过关怀来减少伤害；提出关怀渐次由自我走向真善境界的三个阶段：一是对自我的关怀，二是对认识的人的关怀，三是对陌生人的关怀。

美国教育哲学家内尔·诺丁斯（Nel Noddings）认为关怀是一种生命状态："关怀最重要的意义在于它的关系性。关怀是处于关系之中的一种生命状

态,它最基本的表现形式是师生之间的一种连接和接触。一方付出关怀,另一方接受关怀。"①

进入 20 世纪,西方思想家关怀思想的演进体现出结构化和整体化的特征,关怀被视为对人存在和发展中所遇到的各种问题的关注、探索和解答,这些问题之间以图式的方式联系在一起,即是由多维度构成的整体结构。关怀的内涵在深度和广度上得到扩增,包括相互影响和相互作用的生存状况、价值层面、理想追求三个层面。这样的关怀,可谓之为"人文关怀"。

所谓人文关怀,确切地说,是对人的生存状况的关注,对人的尊严与符合人性的生活条件的肯定和对人类解放与自由的追求②。对人的生存状况的关注,是从生活层面关注人;对人的尊严与符合人性的生活条件的肯定,是从价值层面关注人;对人类解放与自由的追求,是从理想层面关注人。总之,关怀的对象一开始就指向人,指向人的存在和发展的各种问题;随着关怀的人文意蕴越来越浓厚,"关怀"在认知和实践中向"人文关怀"递进,成为思想史发展的突出表征。

（二）具身关怀：对身体整体状况的关注、关情和关爱

1. 身体关怀的呼唤

17—19 世纪,以牛顿力学体系建立为标志,以经典力学、热力学和统计物理学、经典电磁场理论为支撑,经典物理学的大厦巍然耸立。人们为经典物理学的辉煌所倾倒,似乎可以凭借经典物理学洞悉、揭示、运用大自然的一切问题。科学俨然替代了宗教的位置,成为风靡一时的"新宗教"。有用性成为度量一切事物的准绳,实证主义方法君临人类认识领域,粗暴地放逐了形而上的哲学思想,心灵和具身感受的诉说被打入冷宫。

经过 18—20 世纪的四次工业革命,生产过程依次实现了机械化、电气化、自动化和智能化,生产能力和效率迅猛提升。科学技术帮助人类获得了极大的物质文明成果,物质欲望成为生活的强劲动因,主体的人异化为工具,沦为利益的附庸。技术主义吞噬人类的情感和价值追求,迷失了自我的人类沉溺和依赖于技术、数字、符码。身体充满着苦闷、焦灼、孤寂、烦躁,身体间的相互理解、关怀和爱被相互提防、嫉恨、仇视甚至残杀所替代,拥有丰富物质生活的

① ［美］诺丁斯.学会关心：教育的另一种模式［M］.于天龙,译.北京：教育科学出版社,2003：19.

② 崔志胜.人文关怀与社会主义核心价值体系建设［J］.江西师范大学学报（哲学社会科学版）,2008,41（4）：113-116.

身体陷落于缺乏关怀的迷障中。在这样的社会背景和思想语境下的医学,对身体的关怀边缘化、碎片化、片面化,整体的身体被裂解,淡出医学关怀的中心位置;诊疗疾病成为医学的使命和根本目的。面对医学的偏倚,一个历史的呐喊在传出:身体需要医学关怀! 医学关怀的理念、认知和行为需要廓清、重建和升华。身体关怀的概念比人文关怀的概念的底蕴更为宽广,也更为深刻;"人文关怀"转向"具身关怀"具有必然的演进逻辑。

2. 具身关怀

人的存在和发展问题,本质上是身体的存在和发展问题。进入 21 世纪,身体哲学、具身关怀思想的影响在思想界、学术界乃至医学界逐渐扩展,为不同领域的学者所关注。法国哲学家莫里斯·梅洛-庞蒂对身体存在、身体知觉、具身认知、具身感受、具身情绪和身体处境进行现象学解读,将人文关怀的意蕴提升到具身关怀的层面。

具身关怀是对身体整体状况的关注、关情和关爱。身体整体状况包括两部分内容:一是指躯体和心理的健康状况;二是指身体社会关系状况,如价值体现、责任担当、需要满足、自由追求等。各门学科如哲学、心理学、社会学、美学、教育学和医学等,从学理的视角研究人文关怀,有着不同学科角度和历史进程,但归根到底是指向对人的关怀,指向身体关怀。至此,西方关怀思想的演进由"关怀"向"人文关怀"递进,由"人文关怀"向"身体关怀"转向,呈现出逻辑与历史的一致。

中国的关怀思想在《老子》《论语》《孟子》等著述中均有表述,如孔子的"仁者爱人"蕴含的关怀思想影响深远;孟子的"老吾老,以及人之老;幼吾幼,以及人之幼"是中国古代关怀思想的闪光点。但总体而言,中国古代关怀思想包含于伦理道德思想之中,缺乏系统的、独立的研究,其特征是以忠孝人伦为核心、家国社稷为重点、君臣秩序为目的、愚民驭民为手段,远离身体关怀追求自由解放的本质内涵。

(三)医学具身关怀:医学的终极使命

医学是认知身体、研究身体、关怀身体的知识体系、技术力量和服务媒介。医学具身关怀,是医学的内在本质。海德格尔认为:身体存在的过程是向死而生的经历,遭遇疾病是身体存在的常态,走向死亡是身体必然的归宿。身体是病痛着、死亡着的此在,医学因与身体相伴而具有无与伦比的价值和重荷。

获得医学具身关怀,是身体的基本需要。身体从它刚刚孕育于母腹之中开始,就受到了医学的关爱;医学迎接身体走进生命的曙光,医学护佑身体感受成长的暖阳,医学陪伴身体告别生命的晚霞。给予患者具身关怀,是医学的终极使命。

医学是关爱身体的事业,在所有的职业中,唯有医学以具身关怀为己任。"医学具身关怀"的概念,必然蕴含着对身体整体的、全面的、多维的关注、关情、关爱。"医学具身关怀"是"具身关怀"在医学认知和实践中的迁移,是具身关怀的医学版。医学具身关怀是对患者的健康状况、身心疾患、具身感受、具身情绪和社会适应给予关注、关情、关爱的认知、情感和行为。

二、结构:医学具身关怀图式

医学具身关怀对身体的关注、关情和关爱,包括图式Ⅰ和图式Ⅱ。医学具身关怀图式Ⅰ包括如医院人文管理、医学伦理工作、医学法律工作、医学人文环境建设等医学具身关怀的实践行为;医学具身关怀图式Ⅱ包括患者具身感受关怀、患者具身情绪关怀、医学具身技术关怀、医学具身服务关怀和医学具身终极关怀等。

医学具身关怀图式Ⅰ和图式Ⅱ正是这样的组织结构和表征方式(详见图5),两者的区别在于图式Ⅰ是医疗机构的管理行为,图式Ⅱ是整个医学具身关怀的功能类别。本文研究的内容是医学具身关怀图式Ⅱ。

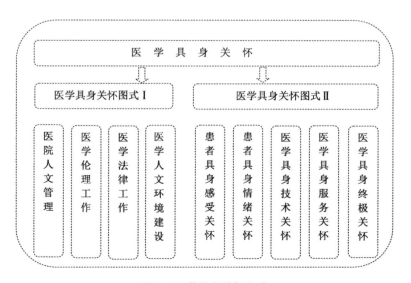

图5　医学具身关怀图式

三、基础：患者具身感受关怀

（一）改善患者具身感受：体认、体察和体谅

（1）体认患者具身感受是前提。"体认"，具有认知、认同的意思。体认患者具身感受是指医者理解并尊重患者具身感受，这是改善患者具身感受的前提，也是改善患者具身感受的理论基础。要反思诊断手段依赖机器、诊断依据迷信客观数据、治疗方法单凭手术和药物的思维和行为方式，反思有意或无意地漠视、忽视、轻视患者具身感受的倾向和态度。体认患者具身感受是医学人文的灵魂。吴阶平院士在《医学人文讲演录》一书中提出"医学无人文则野"的核心命题，批评缺乏终极关怀精神、因患者不懂医而无视患者感受的医者无异于兽医。医生懂医是远远不够的，更重要的是要懂人，懂人的感受；没有人文温度的医者的重要表征就是缺乏体认患者具身感受的理念和能力。

（2）体察患者具身感受是路径。"体察"，具有体会、审察和明察的意思。体察患者具身感受是指医者研究、审察、明察患者具身感受并实施改善措施，这是改善患者具身感受的路径，也是改善患者具身感受的实践要点。患者感受是内在且独特的，因而是无法体验的。因此，理解患者具身感受要通过与患者接触来体察。医者体察患者具身感受，第一步是研究患者具身感受，包括掌握患者具身感受理论、与患者深入沟通。患者的某些具身感受，特别是某些深层的感受，是要通过与其沟通、交流，医生才能体察的。体察患者具身感受，是医患沟通的主要内容之一。第二步是审察患者具身感受，深入思考如何从改善患者具身感受入手体现医学人文关怀：这位患者有哪些具身感受？这些感受对诊疗过程会产生什么影响？这些具身感受的感受源是什么？什么方法对改善这位患者的具身刺激、具身认知和具身情绪有效？良好的治疗效果、便利的诊疗流程、充分的医患沟通可以有效地改善患者具身感受。应格外重视并尽可能提供医学人文关怀以增加患者良性感受。第三步是明察患者具身感受，分析患者具身感受的感受量、感受质、感受度和感受源。患者是一个复杂的群体，明察患者具身感受要注意分辨患者的具身感受，尤其是不良感受的感受源是疾病本身、诊疗技术、管理因素、人文关怀还是由于患者的人格特征、认知结构、思维方式、行为方式和整体素质？抑或是医院设备与环境？

（3）体谅患者具身感受是目的。"体谅"，具有为别人着想、同情他人的意思。体谅患者具身感受是指医者具有能深入患者主观世界，了解患者具身感受的共情能力，这是改善患者具身感受的目的，也是研究患者具身感受的意

义。医学是提供人文关怀的事业。不了解、不理解患者，不体认、不体察患者具身感受的医学是没有人性和人文的医学。医者无法替代患者去感受，但可以也应该体谅患者的感受，在诊疗、管理和沟通过程中，多为患者的感受着想。

患者活在感受中，关注患者具身感受的医学，才是人的医学；改善患者具身感受，是医学人文关怀的实施路径，彰显着医学的人文本质。

（二）患者具身感受关怀的具身形态

患者具身感受关怀是医学人文关怀的具身形态，其主要因素包括耐心、聆听、专注、语言、神态、告知、解释、微笑、共情。

耐心是患者具身感受关怀的基础形式，其含义并不复杂，可以理解为不急躁、不厌烦。耐心的意义很重要。黑格尔认为，耐心是一切聪明才智的基础。医学大爱的本质、患者及其疾病的复杂性决定了耐心必然是医学人文关怀的基础。耐心是影响患者感受的基础元素。耐心是对患者的爱心、对工作的责任心、对自身的自信心，耐心是医学永远的诺言。

专注是患者具身感受关怀的基本要求。专注就是集中精力、全神贯注、专心致志。从更深刻的涵义上讲，专注乃是一种精神、一种境界。专注，是对医学和患者的尊重，专注是保证医疗质量的基本要求，也是患者感受关怀的基本要求。专注源于强烈的责任感。一个对医学和患者具有高度责任感的人，会在诊疗过程中体现专注。专注来自于淡泊和宁静。来自外在和内在的烦恼常常困扰我们，医学和患者需要医学人排除干扰保持专注。

语言与语气是患者具身感受关怀的基本方式，是医务人员诊疗过程的组成部分，具有"治病"或"致病"双重作用。

神态是患者具身感受关怀的外在表征。那怕医学技术再发达，患者仍然需要医生那种给人以希望的祥和可亲的神态。

倾听是无声的患者具身感受关怀。认真倾听患者向你叙说他的感受，包含着生物医学和人文医学的深刻内容。倾听是一种能力，是一个逻辑的归纳、综合、演绎的过程，可以获得重要的临床信息。倾听是一个情感投入的过程，是一种关怀，是一种慈悲，是一种品德，是一种默默的支持与力量……

告知是患者具身感受关怀的理性沟通。医疗告知是尊重患者知情权和自我决定权的医学职业态度，是患者感受关怀的理性沟通。主动告知的内容应该包括病情、诊断、治疗、预后、费用。

解释是患者具身感受关怀的有效途径。医者的解释，负载着医学科学、患者知情权、患者的心理需求、医学人文关怀、医学职业态度等多重价值。不解释在患者的认知中,是有疑虑、没把握、嫌麻烦、不负责的同义词。不解释是引发医患纠纷的诱因之一。

微笑是患者具身关怀感受的最佳方式。对入院患者、对危重患者、急诊患者、痛苦的患者、长期住院患者、出院患者、手术患者、患者家属恰如其分地报以适当的微笑,给人最暖心的感受。

共情是患者具身感受关怀的最高境界。与患者的共情体现在:知晓患者的内心状态,以相应姿态回应患者,把自己投射到患者的境遇中,想象患者是如何思考和感觉的,想象处在患者的视角该如何看待问题,看到患者的痛苦感到沮丧,同情正在经受痛苦的患者。

四、难点：患者具身情绪关怀

(一)患者需要具身情绪关怀

具身情绪关怀是医学人文关怀的重点。情绪是身体之魂。情绪严重持续异常是需要医学诊疗救治和医学关怀的身体危象。医学仅仅解决躯体病痛是远远不够的。身体是躯体和心理的统一体,疾病过程同时体现在躯体和心理两个方面。在躯体受到侵害的同时,心理亦遭受到恶性刺激,不良情绪笼罩患者身体,影响免疫功能状态。

患者具身情绪研究的根本目的是实施患者具身情绪关怀,具身情绪关怀是医学人文关怀最难做的一部分,但却是患者最需要的部分。患者具身情绪关怀,是叩响医患交流的门铃。

案例 13

某直肠癌患者说:"行肠造口术后,出现疼痛加剧、内容物漏出、腹泻、气味、疲劳不堪、彻夜失眠等各种不适;女朋友不能接受我带着造口袋的身体,离我而去。我终日处于极度苦恼、极度狂躁的情绪中而不能自拔。我控制不住地向身边的人发火。病区有位造口师,她处理伤口的手法很轻柔,更重要的是,她的一个微笑、一声问候、一个动作、一个亲切的语气、一个方便的流程安排,我都能感受到其中的温度。当她出现在我床前时,我愤怒的情绪立刻平静下来。病情好转后,她仔细地教我怎么安放造口袋方便行走且不易为外人察觉、外出旅行更换造口袋的注意事项这些我最想了解的事宜。当悲观情绪袭上心头的时候,我就会想起出院的时候她对我说的话:你很年轻,不要放弃自己!"(医患情绪研究课题组访谈,编号 HEE07)

（二）患者具身情绪的关怀策略设计

患者具身情绪的关怀策略的八重构想是患者具身情绪关怀途径的八种设计。

（1）改善身体感受。身体感受改变情绪状态，一切与患者感受有关的元素与患者具身情绪都有一定的关联。医学人文关怀的缺失如语言不当、不耐烦、不倾听等给患者带来的不良感受，成为当前临床上突出的问题。从患者走进医院挂号开始的整个诊疗过程中，不良感受往往频频出现，一部分患者不良感受可以通过情绪关怀的输送或医院管理的加强而得到改善。医务人员微笑的表情可以带来温暖的感受；专注地倾听传给患者的是受到重视的感受，从而缓解患者不安的情绪；暂时回避引起情绪的问题，与患者就轻松的生活话题进行沟通，转移患者的注意力，这种"话疗"可以减轻患者紧张的情绪；为患者提供舒适的诊疗环境和合理的流程，可以缓解患者的烦躁情绪。

（2）注重情绪识别。情绪识别是指通过观察患者的生理信号情绪、表情情绪和语言情绪，对患者的情绪进行推测和判断的过程。患者面部表情是情绪信息的主要载体，通过面部表情推断患者所处的情绪状态，是患者具身情绪识别的基本途径。当患者面部表情和身体姿势同时呈现的时候，身体姿势对整体情绪表达的影响会起到决定性的作用，在患者极端情绪状态下，患者情绪识别在医患冲突和伤医事件的防范中的重要作用更加凸显，关于这一点，临床一线的医务人员和医患沟通工作者尤其要加以注意。

（3）调整情绪认知。患者的负性情绪往往受到患者认知的左右。对同一应激事件的认知不同，则会产生不同的情绪反应。患者对病情及其预后的认知和评估，直接影响患者具身情绪的性质、状态、过程和后果。可以因人而异、因事而异地选择调整患者认知的途径；通过患者教育更新、升级或转变患者认知以影响患者具身情绪；及时告知患者相关信息，对患者的疑虑给予专业的解释；引导患者转换看问题的方式，对应激事件进行重新评价。

（4）控制负性情绪蔓延。患者具身情绪易于蔓延并具有感染力。痛苦、愤怒、仇恨情绪在公众之间迁移和感染的作用不可低估。患者负性具身情绪冲击人群、强化偏见，甚至成为伤医案件的情绪背景。患者怨恨情绪会激起人身攻击的冲动，导致发生铤而走险的伤医行为。依法严惩伤医杀医犯罪可以震慑恶行，但要根本解决问题还是要从患者具身感受、患者具身认知和患者具身情绪入手，形成患者具身情绪的关怀、疏导、识别、教育、调整的管理机制，才是解决医患纠纷的根本之策。

（5）强化社会支持。社会支持与患者身心健康和情绪状态有着必然的联系。家庭关系和婚姻关系是情绪社会支持的主要方面。患者需要亲人的支持安慰，家庭是给患者具身情绪舒缓的柔性空间。人际关系在情绪社会支持中具有重要作用。老年人如果有关系密切的朋友交往，可以有效地减轻抑郁情绪。社区和单位在患者具身情绪支持中占据独特的地位，是患者体现社会人身份、融入社会的主要平台。远离社会的患者往往感到精神空虚，容易陷落在负性情绪周而复始的循环中。

（6）开展患者具身情绪教育。情绪教育是近年来兴起的教育理念，主张教育不应只重视理性知识的传授，也应当培养受教育者感受他人情绪、正确表达个人情绪的能力。当代教育哲学家理查德·斯坦利·彼得斯认为，有价值的东西必须内在于教育过程之中，情绪教育是其中重要内容。接受情绪教育是"受过教育的人"的标志。彼得斯很重视情绪评价教育，即通过认知介入情绪的教育①。患者具身情绪教育是培养患者调整和表达自身情绪的能力。患者具身情绪教育有显性教育和隐性教育两种形态。患者具身情绪显性教育通过学校教育为潜在患者建构理性的情绪评价图式，建构具身认知对具身情绪的介入路径，引导患者情绪的合理表达。患者具身情绪显性教育的相关课程如人文医学、医学哲学、医学心理学、医学伦理学、卫生法学、医患沟通等，都应该从不同学科的角度承担着患者具身情绪教育的任务。患者具身情绪隐性教育通过推行情绪关怀、医学人文关怀等医学实践的身体力行、医者正性情绪的迁移和感染、医院管理和社会支持，于潜移默化之中提升患者调整和表达自身情绪的能力。

（7）平衡患者情绪结构。如在实践中倾听患者具身情绪的诉说，解读患者具身情绪承载的信息，体悟患者具身情绪蕴含的直觉，与患者具身情绪对话，引导患者具身情绪的走向，疏通负性情绪舒缓的阻碍，调整患者具身情绪失衡的结构等。尤其要重视为患者正性情绪赋能，传递医务人员积极的、乐观的、友善情绪的温度。具身情绪属于深度知觉，患者拥有独特而细微地辨认情绪的能力。医者通过表情、语言、语气、行为等有温度的情绪交流，引起患者情感反应，增强信任，产生共情，这种有温度的情绪在很大程度上能够平衡患者的情绪结构和提升患者具身情绪的质量。

（8）注重医患情绪间性。患者具身情绪与医者具身情绪之间的交互和迁

---

① 　王承绪，赵祥麟.西方现代教育论著选[M].北京：人民教育出版社，2001：147.

移,被称为医患情绪间性,因此,患者具身情绪研究需要与医务人员具身情绪的研究共同推进,关怀医者和患者的具身情绪,形成良性的医患情绪互动和迁移。

患者之痛、医者之忧,无一不与医患情绪间性相关联,其研究之重要、之迫切、之意义尽出于此。

五、亮点：医学具身技术关怀

(一)医学具身技术的人文特征

医学具身技术是人类为救治身体疾患而发明和发展的医学手段、方法和技能的总和。医学具身技术存在的价值是给予患者以技术关怀。医学具身技术是医学文化亮点,是科学技术、精神文化、社会历史在医学中的交集和融会。医学具身技术是当代医学的象征,重新铸造了医学的存在状态和存在方式。当代医学因为拥有高新技术而走进医学发展的新阶段。

医学具身技术有三大人文特征：

(1)受制于医学伦理,在伦理范围内行走,非技术可达就必达。其他行业唯恐技术不达,倘若技术可达,必将发挥到极致。

(2)臣服于人类身体,为身体平衡态服务,非再造或创造身体。其他行业唯恐创造不力,倘若新物可得,必将替换至最佳。

(3)听命于医学人文,以关怀身体为使命,非挟技术而谋钱财。其他行业唯恐利润不丰,倘若可获暴利,必将无所而不为。

(二)医学具身技术功能特征

医学具身技术是为患者健康而存在、发展的,归根到底,医学具身技术是医学关怀的支撑力量,即所谓医学具身关怀以医学具身技术为用。医学具身技术关怀是医学具身关怀的技术维度。医学具身技术关怀是以诊疗技术或疾病防控技术为手段,以保护身体、医治疾病、维系健康为内容的关怀形式。

人类通过创造技术改变了自己,技术是人的本质要素之一；医学通过技术改变了医学,技术是医学的本质要素之一。从莽荒走来的医学,无法卸去现代技术重回神农尝百草和希波克拉底时代。适宜的医学技术,是医生救人性命的利器,是患者求生的最后一线希望。

当代医学技术不只是单纯的临床技能,它脱胎于工具中性的属性,与身体、生命、健康结缘,跃升到超越技术本身的人文境界和关怀语境,融人文与科学、工具与价值、理性与感性、目的与手段、理智与情感、求善与审美、创新与继承、医理与伦理等科学—人文因素为一体。医学具身技术与其他技术的根本区别就在于它是为关怀身体而存在的技术,在本质上是属于关怀范畴而不是工具范畴,因此,医学具身技术不仅是医学实践的形式,更是体现生命价值的多维的集萃体。

（三）医学具身技术关怀的价值特征

人文关怀是求善的形式,科学技术是求真的途径。医学的人文性质决定了医学具身技术关怀是求真与求善的统一。以求真为求善的手段,以求善为求真的目的,即医学具身技术是医学关怀的手段,医学关怀是医学具身技术的目的。医学具身技术关怀的价值是指其发明和使用与身体的健康息息相关,这种解除病痛、挽救生命、排忧解难、造福众生的技术手段,从其本质而言,不仅仅是一种体现"真"的力量,更是一种体现"善"的力量:把医学具身技术关怀目的的实现和身体健康的增进作为发展医学具身技术的宗旨,在医学技术的运行过程中灌注和显示医学具身技术关怀价值;使追求医学具身技术的至臻至强服务于、融汇于维护身体健康的至善至美之中;使医学工具理性和医学价值理性协调一致,以医学价值理性统驭医学工具理性;使医学技术的应用满足于身体健康需要,彰显医学具身技术关怀的独特价值。

解除病痛、挽救生命是医学具身技术居功至伟的价值体现。在很多情况下,有这项技术和没有这项技术的区别是:有,意味着生的光明;无,意味着死的黑暗。如果说有什么是人类社会最有价值的技术,那一定是解除病痛、挽救身体的医学具身技术。20 世纪 60 年代之前,为了解决肝切除手术中肝脏出血的问题,医者采用低温麻醉法,在患者腹内放置冰水或将患者置入医学专用低温液中降低体温至 32℃后再行手术。这种术式术后并发症高发,死亡率高,手术医生经常面对手术成功了但患者死亡的尴尬。吴孟超发明常温下肝门间歇阻断切肝法,成功解决了术中出血问题,手术成功率提高至 90%。进入 21 世纪,我国各种器官移植全面迅速发展,成为仅次于美国的器官移植第二大国。仅 2015 年,中国施行了 1 万多例器官移植手术,占全世界的 8.5%。凭借类似常温下肝门间歇阻断切肝的医学具身技术,医学挽救了成千上万患者的生命。这样的医学具身技术,是居功至伟、至高无上的技术关怀、人文关怀、身体关怀、医学关怀。

排忧解难、造福众生是医学具身技术惠及百姓的价值体现。在很多情况下,有这项技术和没有这项技术的区别是:有,意味着活得愉快;无,意味着活得苦恼。如果说还有什么是人类社会最有价值的技术,那一定是排忧解难、造福众生的医学技术。在人类的自然生殖中，约有 10％的夫妇不能正常孕育后代，不孕症药物治疗效果不甚理想，千千万万对夫妇、万万千千个家庭因此生活在苦恼之中。2010 年 10 月 4 日，英国生理学家罗伯特·爱德华兹因在体外受精技术领域作出杰出贡献而获得诺贝尔生理学或医学奖。罗伯特·爱德华兹的体外受精技术（试管婴儿）步入临床之后，全世界诞生了 500 万个试管婴儿，几百万对夫妇实现了为人父母的夙愿，几百万个家庭充满了新生命带来的喜悦。这样的医学具身技术，是温暖人心、造福社会的技术关怀、人文关怀、身体关怀、医学关怀。

医学具身技术关怀实现的前提是医德引领下的医术进步，是价值理性主导下的技术理性的发展。远离医学人文和身体关怀，仅仅有诊断治疗的机械化、自动化、智能化的医学肯定不是一种好的医学。如今，医学技术异化被描述为伤害身体的异己力量，批判医学技术理性的话语冲淡了医学技术为身体带来更多选择的事实。可是，医学具身技术自己是登不上主宰地位的，它一直是某些价值主体实现某种目的的工具，其异化完全是人类价值选择的结果。

六、重点：医学具身服务关怀

（一）医学具身服务关怀概述

医学具身服务关怀是医学具身关怀的感性形式，是患者就医感受关怀的媒介形式。医学具身服务关怀的主体是医疗机构、公共卫生部门和卫生行政部门，医学具身服务关怀的对象包括现实的患者和潜在的患者，从某种意义上说，医学具身服务的对象是社会公众群体。医学具身服务关怀的目标提供人性化的就医服务、安全可及的公共卫生服务和惠民利民的卫生管理服务。医学具身服务关怀的实施面是患者身体和公众身体，是身体周期的全过程。

医学具身服务关怀的内容包括三个方面。一是医疗机构提供的医疗服务关怀，如诊疗、护理、保健、康复等内容；二是公共卫生部门提供的公共卫生服务关怀，如妇女产期保健、儿童保健、计划免疫接种和管理、慢性非传染性疾病的防控与管理、重点传染病、流行性传染病的防控、计划生育等内容；三是卫生行政部门提供的卫生管理服务关怀，如医疗卫生政策的制定和实施、医学诊疗和科研管理及医疗卫生机构组织行为的监控与调整等内容。

提供具有整全性医学服务是医学具身服务关怀的价值所在。"整全性"中的"整"，是指对身体的整体性关怀；"整全性"中的"全"，是指对身体周期的全过程的关怀。整全性的医学服务是一体化、系统性、连贯性的医疗卫生服务，是对服务对象多维度、多层次、全过程的关注、关情、关爱。在整全性的医学服务境遇中，涵盖从孕育到死亡的全过程，健康促进、疾病预防、诊断、治疗、疾病管理、康复和临终关怀是一个有机关联的系统和整体，患者的身体整全性得到尊重，不再被分割、不再面对碎片化的服务。这就是医学具身服务关怀的真谛。

（二）医学具身服务关怀的关键词

就医感受是医疗机构提供医学具身服务关怀的关键词，体现在患者的诊前体验、门诊体验、急救体验、住院体验和诊后体验等各个环节。如患者的住院体验环节，通过门诊流程改造、信息化预约平台建设、优化医院建筑布局、改善服务态度等途径，使患者远离嘈杂、生冷、繁琐、混乱，置身于安静、温馨、便利、有序的诊疗环境中，置身于有质量、有温度的医学服务关怀中。

安全可及是公共卫生部门提供的公共卫生服务关怀的关键词。卫生保健从妇幼保健、预防接种到养老服务，涉及身体成长过程的不同阶段；从慢病防控到流行性传染病的监控和应急处理，触及身体个体和身体群体乃至全社会全球的安全与稳定，公共卫生服务通过有力管控，使身体远离危情，置身于安全可及的生存环境之中。

公益惠民是卫生政策体现医学具身服务关怀的关键词。在我国现行体制下，卫生政策的关怀惠民力度是最强的。医学具身服务关怀的效果很大程度上取决于卫生政策的力度。通过加大国家卫生经费的投入，坚守医疗服务公益性质，加强居民健康管理与健康保健事业建设，使全民置身于坚实有力、全覆盖的医学服务关怀体系之中。

在医学具身关怀的实践图式中，医学具身技术关怀给身体以物质支撑，医学具身服务关怀给身体以温暖感受，协同完成医学具身关怀这一医学的终极使命。

七、顶点：医学具身终极关怀

（一）通过身体拥抱医学，通过医学关爱身体

二战结束以来，西方哲学尤其是法国哲学出现了空前繁荣的局面。现象学、存在主义、逻辑实证主义、分析哲学、符号论、诠释学、结构主义、后结构主义、解构主义、建构主义、新女性主义、后现代主义等，诸峰并起、

思潮激荡。其中，有的在人类思想史上留下了浓浓的笔墨，有的因过于偏颇而不久就淡淡隐去。

二战前尼采宣告"上帝死了"，用以张扬反理性主义哲学；福柯宣告"作为主体的人死了"，用以批判理性极权；海德格尔宣告此在是生活世界中的此在，而人需要诗意的栖居，用以反对技术霸权和对技术主导下的工具理性主义的批评；梅洛-庞蒂宣告"身体活着"，用以说明身体是人类世界的终极价值。通过身体拥有世界，通过世界理解身体；通过身体拥有医学，通过医学关爱身体。

终极关怀最初是宗教学的范畴，触及心灵，超越世俗，延及永恒，充满魅力。终极关怀是彻底的关怀，是宗教、哲学、医学矢志不渝追求的理想境界，也是医学具身关怀的哲学形态。医学具身终极关怀是医学具身关怀的顶点，是对身体价值的高度体认。医学敬畏身体，而不是身体乞怜于医学；医学是身体的仆人，而不是身体的主宰。医学具身终极关怀，将身体存在与健康视为最终目的，医学本身退为手段，这是医学人文的最高境界。

（二）身体的命运：身体哲学的回答与引领

当代医学，从微观层面上已然攀登上基因组学、蛋白质组学的高峰，但从宏观层面上却是滑落至背离身体整体性的低谷；循证医学、转化医学、精准医学流行，但寻求证据、转化、精准如果以肢解身体的整体性为代价，则其行难以久远；数字医疗、云计算作为具身技术必须符合医学发展的人文走向，否则将是医疗"冰冷流水线"上新增加的部件；基因技术、人工智能脱离身体伦理的监控可能切断医患身体主体间性的连接，导致医患关系彻底变性；人工授精、试管婴儿、器官移植诱发的一系列身体伦理问题，说明医学对身体的控制和操作打破了身体的自然界限。

身体未来的命运令人担忧。身体医疗化将身体的每一个阶段都置于医学控制之下：从排卵、受精、怀孕、出生、养育、性行为、生病、衰老、临终到死亡，尤其是疾病过程中的过度治疗；身体工业化的平台上，身体是可以定做的产品，基因剪辑的客户可以按照自己的喜好定制宝宝，诸如此类每天每时都在发生的事件，只有在医学身体哲学的语境中才能获得透彻的认知。

医学身体哲学从哲学的层面，给我们以启迪和引领，推动医学迈进回归人文的新阶段。维系身体健康是医学的终极目的，对待身体的认知、态度、行为是医学回归人文的重要表征。对临床诊疗、医学技术、医学科研、医学教育、人文医学学科建设等的终极评判只能是其是否彰显对身体的尊重和人文关怀，医学毕竟是身体的医学。

医学身体哲学，其内涵毋庸置疑地包含着对身体的尊重和关爱，是对人类生命现象、健康和疾病问题的哲学思考。在从意识哲学走向医学身体哲学的过程中，应注意医学身体哲学的哲理性研究，避免在研究过程中的去形而上学化；应引导医学身体哲学更加贴近生命现象的本质，避免医学实践过程中敬畏身体的价值体系的溃落。

医学身体哲学是关爱身体之学。《荀子·修身》告诉我们："道虽迩，不行不至。"以医学具身关怀为目标的医学身体哲学，经过艰难的探索和研究，必定润泽医学，造福身体。